Tuberculose Cæcale

THÉRAPEUTIQUE CHIRURGICALE

PAR

Le Dr G. CROUZET

IMP. R. SCHNEIDER
LYON

TUBERCULOSE CÆCALE

THÉRAPEUTIQUE CHIRURGICALE

TUBERCULOSE CÆCALE

THÉRAPEUTIQUE CHIRURGICALE

PAR

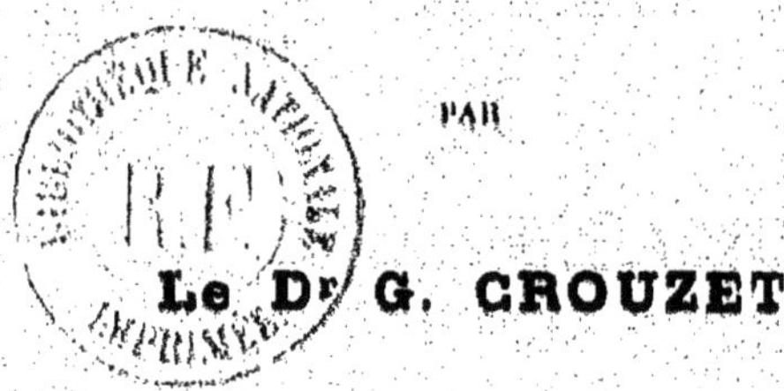

Le Dr G. CROUZET

LYON

IMPRIMERIE R. SCHNEIDER

Anc¹ Schneider Frères

Quai de l'Hôpital, 9

1905

Le sujet de cette thèse nous a été donné par M. le professeur agrégé Patel. Nous devons ici l'en remercier. Ce n'est, d'ailleurs, point à ce seul titre que nous lui devons des remerciements; maintenant que nous voilà à la fin de nos études, il ne nous déplaît pas de revivre par le souvenir les instants passés, et de rappeler en notre mémoire, qu'il y a de cela quelques années, alors que nous entrions à peine en la voie médicale, nous avons assisté aux conférences de M. Patel, et nous nous souvenons des conseils sages et bienveillants qu'il nous a prodigués. Aujourd'hui, nous avons rencontré auprès de lui la même bienveillance, et nous lui sommes également redevables de sages et précieux conseils, qui nous ont permis de mener notre thèse à bonne fin. C'est donc, à un double point de vue, que nous lui adressons nos remerciements, c'est avec plaisir que nous nous acquittons de ce devoir.

Nous n'aurions garde d'oublier M. le professeur Jaboulay qui nous fait l'honneur de présider à la soutenance de notre thèse et qui a bien voulu nous communiquer les observations inédites de son service de clinique. Des remerciements, aussi, à M. le professeur agrégé Bérard qui nous a accueilli avec bienveillance dans son service et nous a confié ses observations.

Avant d'aborder cette thèse que nous leur dédions, nous nous faisons un devoir, un devoir bien doux, d'adresser à nos parents l'expression de notre profonde reconnaissance et de notre inaltérable amour. Nous nous souviendrons de tous les sacrifices qu'ils se sont imposés pour nous, heureux, si en leur dédiant notre thèse, nous pouvons leur causer quelque plaisir. Merci également à notre frère qui nous a guidés au début de notre vie d'études, qui toujours est resté pour nous un ami sur le dévouement duquel nous pouvons compter et qui peut compter sur notre dévouement.

Enfin nous adressons à tous ceux qui ont vécu avec nous la vie d'étudiant un souvenir attristé, car il est triste de quitter des amitiés solides et fortes, que l'éloignement d'ailleurs ne pourra amoindrir.

INTRODUCTION

HISTORIQUE

Jusqu'en 1891, le terme de tuberculose intestinale était synonyme d'entérite tuberculeuse vulgaire avec ulcérations intestinales, évoquait simplement l'idée d'un semis de granulations miliaires et de lésions ulcéreuses, qui apparaissaient le plus souvent chez des phtisiques avérés, et marquaient une des plus graves complications de la tuberculose pulmonaire. Cependant, dès 1844, Blache avait signalé à côté de cette forme générale et diffuse, où les lésions se rencontrent sur toute l'étendue de l'intestin, une forme localisée à la région iléo-cœcale : c'était la typhlite tuberculeuse, qui fut décrite plus tard par Leudet, Duguet, Lasègne. Donc, jusqu'en 1891, l'histoire de la tuberculose cœcale se confondait avec celle de l'ulcération tuberculeuse.

Mais, des recherches qui remontent à une douzaine d'années seulement, amenèrent la découverte d'un nouveau type de tuberculose cœcale, confondu jusqu'alors avec le cancer de la région : le type hypertrophique.

En 1891, Pilliet et Hartmann étudièrent ce type nouveau, dans un mémoire présenté à la Société anato-

— 4 —

mique sous le titre : *Variété de typhlite tuberculeuse simulant le cancer de la région.*

Avant ce mémoire, on connaissait quelques faits de cet ordre. Cornil et Ranvier avaient en effet écrit dans leur *Traité d'histologie pathologique* : « Quelquefois « l'infiltration inflammatoire et tuberculeuse de la mu- « queuse produit un épaississement assez considérable « pour déterminer un rétrécissement de l'intestin. »

En Allemagne, des auteurs rapportaient des cas d'intervention pour des tumeurs cœcales prises pour des cancers et reconnues comme tuberculeuses à l'examen microscopique. Hacker (1888), Suchier (1889), Gussenbauer (1900), avaient publié semblables faits. Czerny, dès 1886, avait observé et opéré deux tuberculoses massives iléo-cæcales ; mais il n'en publia les observations qu'en 1890.

C'est surtout en 1892 que la tuberculose hypertrophique commence à être nettement étudiée, et elle engendre de multiples travaux. En Allemagne, après Czerny, Billroth publie sa statistique ; puis, Obalinski, Durante, Franck citent des observations. En France, Pilliet et Hartmann rapportent de nouveaux cas, Bouilly, Richelot, Terrier, publient des observations. Enfin en 1893 paraît une bonne étude de la question, la thèse de Benoît.

Depuis lors les travaux se sont multipliés, les observations de tuberculose hypertrophique cœcale sont devenues plus fréquentes. Le cancer de la région tend à perdre du terrain au profit de la tuberculose, et les interventions chirurgicales, radicales et palliatives, se multiplient. En 1898, Itié de Montpellier publie une excellente thèse sur les tuberculoses hypertrophiques de l'intestin dans laquelle il étudie en particulier la tuberculose cæcale. La tuberculose hypertrophique tend, de plus en plus, à prendre place dans les cadres nosologiques, et, en 1902, Dieulafoy fait dans ses cliniques une étude détaillée de l'affection, du tuberculome hypertrophique cæcal, pour employer son expression. Enfin, en 1904, l'école de Paris voit naître deux thèses sur la question ; celle d'Alglave et celle de Belgrand.

C'est donc un chemin déjà battu que nous allons parcourir ; nous essayerons de tracer d'une façon précise les grandes lignes de la question, nous inspirant des idées de nos maîtres lyonnais et, pour ce faire, nous diviserons notre travail en quatre chapitres :

Dans un premier, nous étudierons l'anatomie pathologique des divers types de tuberculose cæcale.

Dans un second, nous donnerons les symptômes fournis par ces types divers et nous essaierons de faire le diagnostic différentiel surtout en ce qui concerne la tuberculose hypertrophique.

Dans un troisième, nous étudierons brièvement les opérations radicales et palliatives, tentées jusqu'à ce jour dans les cas de tuberculose cæcale et nous donnerons des statistiques.

Enfin, dans un dernier chapitre, nous essayerons de discuter la valeur de chacune de ces interventions et d'établir dans quels cas particuliers il faut donner la préférence à l'une ou à l'autre.

CHAPITRE PREMIER

ANATOMIE PATHOLOGIQUE

Au point de vue anatamo-pathologique, nous distinguons trois types de tuberculose cœcale :

1° Type ulcéreux ;

2° Type entéro-péritonéal qui peut engendrer des fistules pyo-stercorales ;

3° Type hypertrophique.

TYPE ULCÉREUX

C'est le type banal, vulgaire de la tuberculose intestinale. Comme toutes les portions de l'intestin, le cœcum peut présenter des ulcérations de nature tuberculeuse. Lors d'une tuberculose intestinale, les ulcérations se localisent de préférence sur la partie terminale de l'iléon. Elles peuvent y rester cantonnées, sans franchir la valvule de Bauhin ; mais, elles peuvent aussi envahir la muqueuse cœcale. Dans la majorité des cas, les ulcérations tuberculeuses sont secondaires ; elles évoluent chez des sujets porteurs déjà de lésions pulmonaires. Elles peuvent être quelquefois primitives, mais alors elles sont beaucoup plus localisées. Dans un cas de M. le professeur Jaboulay, la lésion était localisée à la paroi postérieure du cœcum. Les ulcérations se localisent de préférence au niveau des follicules clos et des plaques de Peyer ; elles sont ovalaires ou circulaires suivant les cas. Leur grand axe est perpendiculaire à l'axe de l'intestin. Plus rarement, les ulcérations tuberculeuses ont pour point de départ le cœcum, et, de là, se propagent à l'iléon. Quoi qu'il en soit, que les ulcérations se localisent primitivement ou secondairement au cæcum, jamais elles ne forment par cicatrisation des sténoses assez serrées pour gêner le cours des matières. La tuberculose fibreuse sténosante qui peut souvent se rencontrer sur l'intestin grêle, ne se voit jamais au niveau du gros intestin, et, en particulier, du cœcum. Cependant, Alglave, dans sa thèse, se basant sur l'existence de sténoses cicatricielles du petit intestin, admet par induction, sans donner d'ailleurs aucune observation à l'appui de son dire, qu'il peut exister, au niveau du cœcum, des tuberculoses fibreuses sténosantes. Nous ne pouvons admettre pareille conclusion. En effet, le grêle n'est pas comparable au gros intestin ; ce qui est possible ici peut ne plus être possible là. Le calibre du gros intestin est notablement supérieur à celui du grêle et les brides cicatricielles, les sténoses annulaires qui peuvent, sur le grêle, arrêter le cours normal des matières ne forment sur le gros intestin, que des diaphragmes absolument incomplets, incapables, dans tous les cas, d'être un obstacle sérieux au cheminement des matières.

TYPE ENTERO-PÉRITONÉAL

Ce type est marqué par la tuberculisation en masse du cæcum, de la portion terminale de l'iléon, avec participation du mésentère et des ganglions mésentériques.

Les ulcérations de la muqueuse gagnent en profondeur, elles creusent les tuniques intestinales et viennent s'ouvrir au niveau du péritoine, qui, lui-même, est atteint par le processus. Bourré de granulations tuberculeuses, il est parsemé de ganglions en voie de dégénérescence et de multiples abcès. Des adhérences nombreuses, fortes, serrées, s'établissent entre les organes voisins. Elles joignent le cæcum à la paroi postérieure. L'uretère et les vaisseaux sont englobés dans la gangue tuberculisée, et le praticien risque fort, s'il veut pratiquer la résection de la tumeur, de blesser un de ces organes. Dans un cas pareil, Czerny blessa l'uretère et fut contraint de faire une néphrectomie.

Les abcès semés de ci, de là, dans le vaste gâteau, formé par l'intestin et le mésentère tuberculisés, ont tendance à s'accroître. Ils viennent faire saillie à l'extérieur; à leur niveau, la peau rougit, s'amincit, et le clapier purulent s'ouvre au dehors par un trajet plus ou moins fongueux et tortueux. Comme nous avons vu que l'intestin, lui-même, rongé par l'ulcération communiquait avec les abcès, il s'établit une solution de continuité entre la lumière intestinale et l'extérieur. Une fistule pyostercorale est créée.

En quels lieux de prédilection viennent s'ouvrir ces fistules ?

a) Généralement, elle s'ouvrent à la paroi abdominale antérieure, soit à l'ombilic (Bertherand), soit à la région cœcale (Schott), soit, et c'est la règle, à la fosse iliaque droite, même en cas d'envahissement de la région cœcale.

b) Elles peuvent s'ouvrir parfois dans l'intestin, soit dans le colon, soit dans les anses grêles, créant ainsi, des antéro-anastomoses spontanées (Marie, Courtellier, Reclus).

c) On peut voir des orifices fistuleux à distance, des fistules à siège lombaire, par exemple (Cathelin, Gayet).

d) Enfin, la suppuration peut se diriger vers la région pelvienne, bomber vers le vagin et simuler une collection pelvienne (Obratzow, Pollosson, Collen).

TYPE HYPERTROPHIQUE

C'est le type vraiment chirurgical, c'est donc lui qui va nous retenir le plus longtemps dans notre étude.

La tuberculose hypertrophique cœcale est habituellement primitive, nous dirions toujours primitive, s'il était permis de porter en clinique une affirmation absolue. Nous n'en sommes plus à l'époque où l'on admettait sans conteste le principe formulé par Louis, où l'on croyait qu'il n'y avait pas de tuberculose primitive, si ce n'est au poumon. L'existence des tuberculoses primitives a été démontrée, en particulier, pour les os et les articulations. L'intestin lui aussi peut être primitivement atteint, le cæcum en particulier.
« Il n'est pas de chirurgien qui n'ait le souvenir de
« lésions baccillaires du cæcum, évoluant seules, pour
« leur propre compte, indépendamment de toute lésion

« pulmonaire, avec un état général souvent intact, ou
« seulement affaibli, du seul fait de la lésion intestinale
« qui ne paraît même pas atteindre le péritoine. Après
« une opération radicale ou simplement palliative,
« toute trace de tuberculose disparaît et ces malades
« guérissent sans manifestations pulmonaires ainsi que
« guérissent chaque jour des tuberculoses osseuses.

La tuberculose hypertrophique du cæcum est primitive; et nous pouvons aller plus loin et dire que, si, sur
un même sujet, on rencontre à la fois des lésions tuberculeuses au poumon et au cæcum, ces dernières du type
hypertrophique les lésions du poumon sont l'effet et non
la cause. Dans un cas cité par Caussade et Charrier, le
malade présentait au début, des phénomènes gastro-
intestinaux, avec une tumeur de la fosse iliaque droite,
tumeur cæcale, sans aucun signe stéthoscopique : deux
ans plus tard, il y avait, en plus des troubles intestinaux,
des phénomènes pulmonaires. Le cæcum avait donc
été, dans ce cas, le point initial de l'infection. Cliniquement, lorsqu'un pulmonaire fait des localisations du
côté de son intestin, il fait de la tuberculose ulcéreuse,
et non de la tuberculose hypertrophique.

Comment expliquer la localisation préférée de cette
forme de tuberculose sur le cæcum ? C'est un fait que
la tuberculose hypertrophique se rencontre peu sur le
grêle ; ses lieux d'élection sont le cæcum tout d'abord,
les coudes du colon ensuite (Lartigau), enfin le rectum
(Lapointe). Pourquoi cela ? C'est que les matières
séjournent plus longtemps à ces niveaux, « ce qui favo-
« rise singulièrement, dit Itié, la germination des spores
« qui accompagnent toujours les bacilles. »

Sa propagation. — La tuberculose cæcale débute dans un point voisin de la valvule de Bauhin (Hartmann, Broca). Autrefois, on croyait, que la portion terminale de l'iléon était prise en même temps que le cæcum ou avant lui et on donnait à l'affection le nom de tuberculose iléo-cæcale (thèse de Benoît). On réagit de nos jours contre cette opinion ancienne. C'était en effet, faire la part trop belle à l'iléon, dire, en quelque sorte, que la progression se faisait de l'iléon au cæcum, ce qui n'est pas. Dans la majorité des cas, la tuberculose hypertrophique commence au cæcum et reste cantonnée au cæcum, sans remonter le courant et franchir la valvule de Bauhin.

Mais alors, pourquoi l'appellation ancienne de tuberculose iléo-cæcale? Pourquoi dans de multiples observations a-t-on noté la participation de l'iléon au processus? C'est que, si la tuberculose hypertrophique au début reste limitée au cæcum, lorsque, avec le temps, elle acquiert une malignité plus grande, qu'à l'hypertrophie des parois viennent se joindre les ulcérations de la muqueuse, alors, mais alors seulement, le processus tuberculeux franchit la valvule et se propage à la portion terminale de l'iléon. Ce n'est donc pas la tuberculose hypertrophique qui se généralise à l'iléon, c'est l'ulcération tuberculeuse secondaire.

Dans des observations de Tuffier, de Dieulafoy, la muqueuse du cæcum hypertrophié était saine, sans ulcérations; l'iléon ne participait pas au processus, ses parois avaient gardé leur épaisseur et leur souplesse normales.

Dans d'autres observations (Tédenat, Caussade et

Charrier) nous avons déjà des ulcérations cæcales plus ou moins étendues; l'iléon n'est pas encore envahi.

Enfin, dans des cas multiples (Tédenat, Sachs, Pilliet, Tédenat) l'iléon participe au processus et les muqueuses cæcale et iléale sont couvertes d'ulcérations nombreuses, parfois fort étendues.

Mais si la propagation ne se fait généralement pas du côté de l'iléon, il n'en est pas de même dans le sens contraire. La tuberculose hypertrophique descend le courant des matières; elle peut envahir le colon ascendant, le colon transverse et même aller plus loin encore.

Dans un cas de Dieulafoy, l'épaississement remontait jusqu'à l'angle colique droit; dans un cas de Roux, il fallut enlever le cæcum, le colon ascendant et une partie du colon transverse; dans une autopsie de Pilliet et Hartmann, dans un cas de Bezançon et Lapointe, tout le gros intestin jusqu'à l'S iliaque participait au processus hypertrophique.

En résumé, nous pouvons dire : la tuberculose hypertrophique cæcale se propage, non en remontant le courant, c'est-à-dire vers l'iléon, mais en le descendant, c'est-à-dire vers le colon.

Anatomie macroscopique. — Certaines fois, la tumeur n'occupe qu'une partie du calibre cæcal. Richelot a publié deux cas de ce genre : une fois, la tumeur était placée sur la face postérieure du cæcum et avait les dimensions d'une pièce de 2 francs. Une autre fois elle occupait l'angle iléo-cæcal.

Des faits de ce genre sont l'exception; les tuberculoses

massives du cœcum sont la règle. La tumeur présente
un aspect bosselé qui rappelle le cancer ; elle est dure,
d'un volume plus ou moins grand qui peut aller jusqu'à
celui d'une mandarine, d'un poing, de deux poings.
« Bien loin de déterminer, disent Pilliet et Hartmann,
« comme les autres variétés d'ulcérations tuberculeuses
« de l'intestin, un amincissement des tuniques à leur
« niveau, cette forme, toute spéciale, est caractérisée
« par un épaississement très marqué des tuniques,
« d'autant plus qu'il se dépose autour du cœcum une
« masse scléro-adipeuse épaisse et résistante, qui
« évoque l'idée d'un néoplasme. »

Cette *masse scléro-adipeuse* tout à fait comparable aux
masses scléro-lipomateuses qui entourent les reins
tuberculeux ou la vessie tuberculeuse est le résultat
d'un processus de défense, de limitation de l'infection.
Elle fait partie intégrante de la tumeur ; elle en est
même difficilement séparable, surtout en certains points,
et plus particulièrement au niveau de la valvule de
Bauhin, où, il y a fusion complète entre les tuniques
intestinales et l'atmosphère adipeuse péri-cæcale. Disons
en passant, que cette enveloppe scléro-lipomateuse
offre un plan de clivage excellent pour isoler la tumeur,
si l'on veut intervenir.

Au sein du tissu scléro-adipeux, se trouve le cœcum
hypertrophié. L'hypertrophie n'est jamais égale en tous
points, elle peut être fort considérable. Elle atteignait,
dans un cas de Marion, 1 cent. 1/2, de Dieulafoy
3 centimètres, de Gussenbeiner 4 centimètres, et jusqu'à
5 centimètres dans un cas opéré par Tédenat.

Toutes les tuniques du cœcum participent à l'hypertrophie ; mais cela d'une façon fort inégale. Dieulafoy dit avec raison : « Toutes les couches sont épaissies, « mais l'hypertrophie porte particulièrement sur la « couche cellulo-fibreuse sous-péritonéale et sur la « couche sous-muqueuse. » Laissons la parole aux chiffres.

Dans un cas de Dieulafoy, voici l'épaisseur des différentes tuniques :

Sous-péritonéale..... 11 $^{m}/_{m}$

Musculeuse .... 2 $^{m}/_{m}$ 1/2

Sous-muqueuse...... 6 $^{m}/_{m}$

Muqueuse......... 1 $^{m}/_{m}$ 1/2

Voici deux cas, cités par Pennato :

1er cas :

Muqueuse.......... 1 $^{m}/_{m}$

Sous-muqueuse..... 5 $^{m}/_{m}$

Musculeuse........ 3 $^{m}/_{m}$

Sous-séreuse....... 10 $^{m}/_{m}$

2e cas :

Muqueuse.......... 1 $^{m}/_{m}$

Sous-muqueuse..... 3 $^{m}/_{m}$

Sous-séreuse....... 10 $^{m}/_{m}$

Ainsi donc, pour adopter un moyen terme, les couches sous-muqueuses et sous-séreuses, forment plus des 4/5 de la tumeur.

En résumé, la tumeur est constituée par une enveloppe scléro-lipomateuse très épaisse, bosselée, et une hypertrophie de toutes les tuniques du cæcum, en particulier de la sous-muqueuse et de la sous-séreuse.

Comme conséquence de l'hypertrophie des parois, on

peut avoir un rétrécissement de la lumière cæcale. Le calibre du cæcum peut être considérablement rétréci, la valvule de Bauhin presque complètement obturée, mais, dans tous les cas, il s'agit d'une sténose néoplasique et non d'une sténose cicatricielle. Parfois aussi, on a observé, au lieu d'un rétrécissement de la lumière cæcale, une dilatation ampulaire du cæcum ; ce qui fait dire à Dieulafoy qu'il y a une hypertrophie concentrique, avec rétrécissement, et une hypertrophie excentrique, avec dilatation du cæcum.

Anatomie microscopique :

Muqueuse. — Elle participe à l'hypertrophie. Elle peut ne pas présenter d'ulcérations (Tuffier, Dieulafoy) ; cela doit même être la règle au début de la tuberculose hypertrophique. Plus tard, les tubercules sous-muqueux caséifiés peuvent s'ouvrir à la surface, détruisant la muqueuse par places et constituer des ulcérations qui, parfois, peuvent occuper la plus grande partie de la cavité cæcale. Nous ne nous attarderons pas à la description de ces ulcérations ; elle a été faite par Pilliet et Hartmann. A côté des ulcérations, on trouve sur la muqueuse des saillies polypeuses ou verruqueuses, et des points blancs opaques, bien nets, correspondant à des foyers caséeux développés dans le derme de la muqueuse. Ces points peuvent, d'ailleurs, ne pas exister.

Sous-muqueuse. — C'est ici que se fait la localisation première de la tuberculose hypertrophique. L'affection débute au niveau des organes lymphoïdes, follicules clos et plaques de Peyer ; car la tuberculose cæcale est, avant tout, une tuberculose lymphatique. La sous-muqueuse épaissie présente, au microscope, un mélange à parties inégales d'éléments inflammatoires et d'éléments tuberculeux. C'est au milieu d'un amas de cellules embryonnaires, petites, rondes, en général mononucléées et à protoplasma peu abondant, cellules inflammatoires en un mot, qui ont fait parfois confondre la tumeur tuberculeuse avec un lympho-sarcome (Pilliet), que se trouvent, parsemés çà et là, les follicules tuberculeux. Ces derniers sont, en plus ou moins grande abondance, à tendance scléreuse ou caséeuse, suivant l'évolution de l'affection.

Musculeuse. — Elle participe à l'hypertrophie, mais fort peu. Elle est infiltrée, les fibres musculaires sont dissociées par des amas de cellules inflammatoires, mais non augmentées en nombre.

Sous-séreuse. — Elle est très hypertrophiée. Ici, encore, nous rencontrons un mélange fort inégal d'éléments tuberculeux et d'éléments inflammatoires. Les follicules tuberculeux sont, en général, plus volumineux que ceux de la sous-muqueuse, et peuvent atteindre le volume d'une grosse épingle ou d'un pois ; ils se rencontrent surtout au voisinage des organes lymphatiques. Comme dans la sous-muqueuse, les follicules peuvent avoir une évolution scléreuse ou caséeuse, suivant la marche de l'affection. Cependant, comme à ses débuts, la tuberculose hypertrophique est une tuberculose bénigne, et à marche fort lente, l'évolution scléreuse est plutôt la règle.

En résumé, nous définirons la tuberculose hypertrophique du cæcum : *le résultat d'une lutte qui s'établit, dans les tuniques riches en tissu lymphoïde de l'organe,*

*entre les éléments inflammatoires et les éléments tubercu-
leux.*

Qu'adviendra-t-il de pareille lutte ? « Au début, et
« pendant longtemps, les lésions tuberculeuses sont
« rares ; il nous est arrivé de compter deux cellules
« géantes, sous le champ du microscope, en d'autres
« endroits elles manquaient totalement. (Bérard et
Patel.) » Il peut se faire que les éléments tuberculeux
disparaissent ; les éléments inflammatoires ont pris le
dessus dans la lutte, les ont étouffés, annihilés, et alors,
sous le microscope, on n'aperçoit, dans la tumeur, que
des cellules inflammatoires sans trace aucune d'éléments
tuberculeux. On ne peut nier, depuis les recherches de
M. le Professeur Poncet, l'existence de tuberculoses
purement inflammatoires. Ceci nous explique les cas de
tumeurs inflammatoires du cæcum, citées par Hartmann,
Boiffin, Julliard, et surtout par Gérard-Marchand. Sans
vouloir nier systématiquement l'existence de pareille
affection, il nous semble que, du fait seul qu'on n'a pas
d'éléments tuberculeux, on n'est pas en droit de conclure que la lésion n'est pas d'origine tuberculeuse, que
la tuberculose n'est pas le « primum movens » de l'affection. Les éléments tuberculeux auraient succombé, au
cours de la lutte engagée, avec les éléments inflammatoires qui, alors, resteraient seuls. Mais l'inverse peut
également se produire ; les éléments tuberculeux peuvent prendre l'avantage. Au follicule scléreux du
début, succède le follicule en voie de caséification.
Alors, à la tuberculose hypertrophique, vont se joindre
les ulcérations de la muqueuse, et l'aboutissant final
sera le type entéro-péritonéal avec tout son cortège de
complications.

2 cn

La tuberculose hypertrophique ne se localise pas seulement aux parois de l'intestin ; elle envahit les ganglions voisins, en particulier ceux de l'angle iléocæcal. Parfois cette tuberculose ganglionnaire concomittante peut se propager assez loin et remonter même jusqu'au diaphragme. Dans un cas de Pilliet et Hartmann, de la masse principale située dans l'angle iléocæcal « partait un chapelet ganglionnaire qui remon- « tait tout le long de l'aorte jusqu'au pancréas ».

Nous venons d'étudier d'une façon toute particulière l'état du cæcum ; voyons maintenant, en peu de mots, ce que deviennent des organes tels que la valvule de Bauhin et l'appendice au sein d'une tumeur tuberculeuse cæcale.

VALVULE DE BAUHIN

Dans la majorité des cas, elle se trouve perdue dans une gangue scléro-cicatricielle, elle est rétractée, indurée, épaissie, creusée superficiellement d'ulcérations avec végétations polypeuses intercalées. Son orifice induré peut être plus ou moins rétréci. Dans une observation de M. le professeur Jaboulay, la valvule était oblitérée par la tumeur, qui formait au-devant d'elle un véritable clapet.

APPENDICE

Au début, il fait comme l'iléon et ne participe pas au processus (Tuffier, Tédenat, Jaboulay). Plus tard, quand la lésion a pris une malignité plus grande, que l'ulcération est venue se greffer sur la tuberculose hypertrophique, l'appendice, comme l'iléon, se trouve à son tour envahi, et fait partie intégrante de la tumeur. Dans certains cas, il se trouve perdu, englobé dans la masse scléro-adipense, et n'est représenté que par une toute petite cavité latérale en doigt de gant.

CHAPITRE II

SYMPTOMES ET DIAGNOSTIC

Après avoir étudié au point de vue anatomique les trois types de la tuberculose cæcale, nous allons voir à quels signes cliniques ils correspondent.

TYPE ULCÉREUX

Nous ne nous attarderons pas à la description de l'entérite tuberculeuse banale; cette description est classique. Que la tuberculose soit primitive ou secondaire, qu'elle débute au jejuno-iléon pour se propager au cæcum, ce qui est la règle, ou inversement, ce qui est l'exception, le symptôme capital est la diarrhée, diarrhée profuse, souvent sanguinolente, qui affaiblit rapidement les malades. Il y a des symptômes généraux.

Mais, il nous sera permis d'insister davantage sur certains cas, où la lésion ulcéreuse reste cantonnée au cæcum. M. le professeur Jaboulay a publié un cas de ce genre, où l'ulcération était limitée à la face postérieure de l'organe. Cliniquement, on avait tous les signes d'entérite tuberculeuse avec diarrhée sanguinolente et légères poussées d'obstruction. Dans la fosse iliaque droite, on avait à la palpation une tuméfaction douloureuse et qui semblait localisée au cæcum, mais diffuse et sans contours précis, et, par conséquent, bien différente en cela de la tumeur hypertrophique. L'intervention permit de vérifier qu'il s'agissait de tuberculose cæcale ulcéreuse limitée à la paroi postérieure.

TYPE ENTÉRO-PÉRITONÉAL

Au point de vue anatomique, ce type est marqué par la tuberculisation en masse du cæcum, de la portion terminale de l'iléon avec participation du mésentère et des ganglions mésentériques. Le début est généralement lent et insidieux. Les symptômes ou fonctionnels ou physiques : entérite souvent légère avec quelques poussées diarrhéiques, empâtement peu sensible et diffus de la fosse iliaque droite sont tellement minimes, qu'ils passent inaperçus et pour le malade et pour le médecin. Dans la plupart des cas, c'est l'entérite qui ouvre la scène, entérite qui, avec les progrès de la maladie, s'accuse de plus en plus : la diarrhée devient rebelle avec selles abondantes et sanguinolentes, comme dans le type ulcéreux simple. Parfois, aussi, mais rarement, on a des signes de sténose, toujours peu marqués.

Avec la *période d'état*, ces symptômes fonctionnels s'aggravent. L'état général du malade s'en ressent ; la cachexie entre en scène. Le malade devient un tuberculeux général. Il y a des symptômes généraux.

A la palpation, on a dans toute la fosse iliaque droite

un empâtement diffus, offrant des zones très résistantes, d'autres zones qui se laissent facilement déprimer, quasi fluctuantes, même fluctuantes. Cet empâtement diffus peut, souvent, dépasser la fosse iliaque droite, franchir la ligne médiane, remonter en haut vers le foie, ou encore plonger dans la cavité pelvienne où on peut parfaitement la sentir par le toucher rectal et vaginal.

Nous avons vu, que la complication de ce type entéro-péritonéal, était la fistule pyo-stercorale. Les abcès, développés dans la masse tuberculeuse ont tendance à s'ouvrir à l'extérieur. La peau rougit, s'amincit, la fistule se crée. Elle est constituée par un trajet tortueux, irrégulier, fongueux, qui met en communication l'intestin avec l'extérieur. Par la fistule, suintent les matières fécales. Elles sont liquides et mélangées à du pus véritable ou à une sérosité louche.

Nous avons vu, en anatomie pathologique, que la fistule pouvait s'ouvrir dans l'intestin et créer, de ce fait, une entéro-anastomose, soit avec les colons, soit avec le grêle, ce qui donne lieu à un écoulement de pus par l'anus. La fistule peut s'ouvrir parfois à la région lombaire. Ce sont là des faits rares, mais, que nous devons néanmoins citer.

En résumé, ce type entéro-péritonéal est marqué avant la fistulisation par des symptômes intestinaux: diarrhée, souvent sanguinolente, petits phénomènes d'obstruction, et par des symptômes de réaction péritonéale; formation d'un gâteau péritonéal étendu avec signes de péritonite caséeuse. Cela permet un diagnostic.

Au cas où il s'est constitué une fistule, la marche de

la maladie permet d'éliminer les fistules ossifluentes.
Le diagnostic n'est pas toujours des plus faciles : dans
un cas de Guyot avec fistule lombaire, on fit, au début
le diagnostic d'ostéite du bassin. Les lésions actinomy-
cosiques s'élimineront par l'examen bactériologique
et la non-constatation des grains ; les fistules surve-
nues à la suite d'opérations d'appendicite par l'étiologie
et la marche des symptômes.

L'évolution de la tuberculose entéro-péritonéale peut
suivre deux voies :

1° Rarement les lésions se limitent : il se forme autour du vaste gâteau péritonéal et intestinal une limite
de sclérose, qui tend à gagner du terrain, qui, peu à peu
comprime, étouffe les éléments tuberculeux et il y a
guérison. Mais cette guérison, même, ne va pas sans
quelques dangers, sans la formation d'adhérences, de
brides cicatricielles, qui, pourront par la suite être
cause d'accidents d'obstruction.

2° D'une façon générale, la tuberculose entéro-péritonéale a une marche fatale. La malignité du processus est
trop grande pour que la réaction de défense l'emporte ;
et les malades, affaiblis de plus en plus, cachectisés,
arrivent à une fin certaine.

TYPE HYPERTROPHIQUE

La tuberculose hypertrophique du cæcum, que nous
avons longuement étudiée en anatomie-pathologique,
débute d'une façon lente. Petit à petit, les malades res-
sentent des douleurs vagues dans la fosse iliaque droite ;
ce sont des tiraillements douloureux. Puis, apparaissent

les troubles digestifs, constitués surtout par de la diarrhée ; parfois, aussi, on observe de la constipation avec
débâcles diarrhéiques ; le tout, accompagné de phénomènes gastriques, tels que vomissements, innapétence,
accès d'indigestion.

A *la période d'état*, la douleur est un symptôme cons-
tant. Les coliques du début deviennent plus fortes, plus
exquises. Ce sont des crises douloureuses, violentes avec
ballonnement du ventre. Elles cèdent plus ou moins
brusquement. Dans certains cas, on peut avoir en plus
des phénomènes d'obstruction légère.

Mais les signes les plus importants, ceux qui doivent
attirer le plus longuement notre attention sont les signes physiques. Nous ne dirons qu'un mot du ballonnement du ventre pour passer tout de suite à la description de la tumeur, description donnée par MM.
Bérard et Patel, à qui nous laissons la parole :

« La palpation permet de reconnaître une tumeur,
« qui acquiert une valeur diagnostique de premier or-
« dre. C'est une masse du volume d'un ou deux poings
« allongée suivant la direction normale du cæcum. Elle
« rappelle volontiers la forme de cet organe distendu
« par une injection solidifiable. Les parois sont lisses
« avec, cependant, de petites bosselures, qui n'altèrent
« pas leur forme primitive. Elles sont donc de consis-
« tance égale sur toute leur étendue. La palpation n'est
« pas douleureuse. Cette tumeur siège dans la fosse
« iliaque droite ; en général, au dessous du milieu d'une
« ligne allant de l'ombilic à l'épine iliaque antéro-
« supérieure.

« Mais, souvent, il se produit un fait, qui est bien

« signalé à propos des tumeurs lourdes de l'S iliaque,
« c'est le glissement de la tumeur dans le sinus formé
« par la paroi abdominale et la fosse iliaque interne.
« Le cæcum, sans doute entraîné par son poids, vient
« se loger au-dessus de l'arcade de Fallope et prend
« une direction qui lui est parallèle. Il se met en contact
« immédiat avec la paroi abdominale, qu'il semble
« même refouler en avant. La tumeur devient ainsi
« facilement accessible en arrière des différents plans
« de la paroi. Elle glisse au-dessous d'eux, et il est assez
« difficile de constater s'il existe une adhérence aux
« plans profonds. Les constatations opératoires nous
« feraient dire qu'elle n'est pas fréquente.
« Telle est la position normale, habituelle de la
« tumeur. On a signalé assez souvent des sièges anor-
« maux, qui peuvent tenir à des causes diverses :
« *a)* La rétraction du mésocolon peut remonter le
« cæcum sur la loge rénale ; et l'on a signalé des
« erreurs de diagnostic avec le rein en ptose.
« *b)* Des vices de position congénitale (situation sous-
« hépatique).
« *c)* La présence d'un méso plus ou moins déve-
« loppé. Cette constatation avait été déjà faite par
« M. Nové-Josserand au sujet des tumeurs cæcales en
« général. Nous avons pu observer un malade dans le
« service de M. le Professeur Jaboulay, chez lequel la
« tumeur cæcale siégeait au niveau de l'ombilic et
« était d'une mobilité remarquable ; ce qui fit porter
« le diagnostic de tuberculose de l'intestin grêle, avec
« quelques réserves pourtant, en raison de l'absence
« d'accès douloureux. L'opération montra une tumeur

« tuberculeuse uniquement cœcale, mais avec un méso
« très long, qui pouvait lui permettre des incursions
« dans l'abdomen tout entier. »

L'évolution de la tuberculose hypertrophique cœcale
est lente ; la maladie met des années et des années à
parcourir son cycle, mais sa marche est progressive.
Rarement elle rétrocède et, dans la majorité des cas,
à l'hypertrophie cœcale s'associe l'ulcération tuberculeuse avec, comme aboutissement final, la forme entéro-
péritonéale qui conduit à la mort d'une façon presque
fatale. Malgré tout, l'échéance est à longue date ; au
début, l'état général du sujet reste bon et permet fort
bien une intervention chirurgicale.

En face d'une tumeur de la fosse iliaque droite, deux
questions se posent :

1° Est-ce une tumeur cœcale ?

2° Si oui, est-ce une tumeur tuberculeuse ?

Nous allons essayer de répondre à ces deux questions
et voir, tout d'abord, quelles sont les tumeurs qui peuvent en imposer pour une tumeur cœcale ?

a) On peut, le fait est rare, confondre avec un cancer
de l'estomac. Auscher a cité le cas d'une femme qui
présentait à l'examen tous les symptômes d'un cancer
gastrique (douleurs, vomissements, hématémèses, ganglions sus-claviculaires, cachexie, etc.) et chez laquelle
on trouva à l'autopsie un tuberculome hypertrophique
cœcal avec chaîne ganglionnaire, remontant le long de
l'aorte jusque dans le médiastin. Dans un cas de Roux,
on avait entre l'ombilic et le rebord costal droit, en
dehors du muscle droit, une tumeur petite, dure, bosselée, qui rappelait un squirrhe très avancé du pylore,

Les symptômes fonctionnels permettaient l'erreur.
L'insufflation permit de suivre les contours de l'estomac en entier et d'exclure le néoplasme de cet organe.
Pour arriver au diagnostic, on peut user de la pratique
de Roux en y ajoutant l'examen du liquide gastrique,
qui peut donner d'excellents renseignements.

b) La confusion est possible avec une tumeur de la
vésicule biliaire. Dans un cas rapporté par Ilié, on diagnostiqua une tuberculose massive du cæcum, alors qu'il
s'agissait d'un cancer du foie et de la vésicule. Mais
cette confusion est rare : les signes d'obstruction des
voies biliaires, le siège élevé de la tumeur, la matité
hépatique continuant celle de la tumeur, sans interposition de bande sonore, tous ces signes permettent le
plus souvent un diagnostic.

c) Le diagnostic doit se faire avec le rein en ptose.
Czerny, dans un cas, après diagnostic de rein mobile,
pratiqua la néphrorraphie dans une première intervention, mais, devant la persistance des phénomènes abdominaux, il fit une laparotomie exploratrice et découvrit
l'existence d'une tuberculose cæcale. La confusion est
donc possible (Bérard) ; on a, cependant, dans le rein
mobile, une tumeur spéciale, de forme particulière
avec un des bords échancré ; cette tumeur est douée
d'une sensibilité spéciale et, de plus, fort mobile, elle
fuit entre les doigts comme un noyau de cerise.

d) Gérard-Marchand cite le cas d'une femme qui
présentait de temps en temps des crises d'obstruction
intestinale légère, avec un amaigrissement très marqué.
A la palpation, on avait, dans la fosse iliaque droite,
une tumeur du volume d'une noix, indurée, dou-

loureuse, paraissant appartenir au cæcum. On fit le diagnostic de tumeur cæcale limitée. L'opération fit découvrir des masses ganglionnaires tuberculeuses précæcales. On comprend, qu'en pareil cas, le diagnostic est impossible avant l'opération.

e) Enfin, M. le professeur Dieulafoy rapporte, dans ses cliniques, un cas de kyste hydatique de la paroi abdominale qui, jusqu'à l'intervention, en imposa pour une tuberculose cæcale. Des faits de ce genre sont rares, mais, toutefois, dignes d'être rapportés.

La tumeur est au cæcum; de quelle nature est-elle ? Voilà la seconde question, à laquelle il nous faut répondre.

a) On peut confondre, au début, avec un engouement stercoral, un stercorome du cæcum; mais, il est un signe excellent de diagnostic : Dans la tuberculose la tumeur est dure, ne se laisse pas écraser par le doigt, tandis que, dans le stercorome, la tumeur est plus molle, se laisse facilement déprimer par le doigt et en garde l'empreinte. De plus, dans la tuberculose il y a toujours des ganglions à distance, surtout dans l'aine; pas dans dans l'engouement. Enfin, dans l'engouement il y a le plus souvent de la constipation, de la diarrhée dans la tuberculose.

b) D'après Dieulafoy le diagnostic doit se faire avec une ancienne appendicite. « En effet, dit-il, le pro-« cessus appendiculaire n'aboutit pas toujours à la « formation de pus, mais, à la formation de fausses « membranes fibroïdes, tractus fibreux, durs, résis-« tants, irrégulièrement distribués, rattachant l'appen-

« dice aux organes voisins : cæcum, iléon, mésentère,
« péritoine iliaque, pouvant aboutir d'une façon lente
« à une tumeur cæcale ou péricæcale avec symptômes
« fonctionnels ou physiques tout à fait semblables, et
« le diagnostic, si le début n'a pas été caractéristique,
« par une ou plusieurs crises appendiculaires, ne peut
« se faire que pendant l'opération. »

c) On pourrait encore penser à une tumeur purement inflammatoire; mais, nous avons montré, sans nier, toutefois, l'existence possible de ces tumeurs, qu'elles pouvaient souvent être d'origine tuberculeuse et marquer un processus de guérison. Le diagnostic en est, d'ailleurs, cliniquement impossible et ne peut se faire qu'au microscope; c'est donc au point de vue purement théorique que nous parlons de cela.

d) Reste à parler du cancer. Ici le diagnostic est délicat. Les auteurs se sont ingéniés à trouver des signes distinctifs; ils n'ont, pour la plupart, qu'une valeur relative et nous pouvons dire, dès l'abord, que les différences, tant au point de vue physique que fonctionnel, sont fort peu sensibles. La marche du cancer semble cependant plus rapide, il est rare que le cancer dure des années, habituellement sa durée est d'un an. Dans le cancer, les douleurs sont, en général, moins fortes, moins aiguës, ce sont des crises latentes; tandis que dans la tuberculose, les douleurs, soit spontanées, soit provoquées, sont plus exquises et plus intenses. Le cancer frappe habituellement les gens d'un certain âge; la tuberculose les jeunes, les adultes. Mais, il est un genre de tumeur maligne, le lymphosarcome, qui se rencontre chez les sujets adultes. Il est vrai que la plupart des tumeurs décrites, autrefois, comme étant des lymphosarcomes, étaient des tumeurs tuberculeuses ; nous voulons citer comme exemple le cas de Pilliet, qui, ayant à examiner une tumeur extirpée par Bouilly, fit la première fois le diagnostic de lymphosarcome et ne reconnut la tuberculose, qu'à un second examen. Il y a, d'ailleurs, fort peu d'observations probantes de lymphosarcome. Dans le cancer, on a plus souvent des selles hématiques, mais le fait est loin d'être rare dans la tuberculose. Dans le cancer, le retentissement ganglionnaire se fait plus sûrement et plus à distance ; on a dit que la signature du cancer étaient les ganglions de Troisier, ganglions sus-claviculaires ; celle de la tuberculose les ganglions inguinaux. Enfin il faut tenir compte des antécédents soit héréditaires, soit personnels.

Voilà, en résumé, la plupart des caractères distinctifs cités ; ce sont là des signes de probabilité, mais non de certitude. On a ajouté à ces signes cliniques des signes de laboratoire : constatation du bacille dans les selles ; ce qui doit être une rareté, si l'on songe que la tuberculose hypertrophique est le plus souvent une tuberculose bénigne. Billroth a injecté à un de ses malades de la tuberculine de Koch, pour avoir la réaction ; mais, c'est là un procédé non seulement inutile, mais encore dangereux, si l'on songe que la tuberculine peut amener et a amené les pires catastrophes. Enfin, un procédé logique et rationnel serait l'emploi de la méthode de séro-diagnostic de MM. Arloing et Paul Courmont, qui a donné des résultats excellents dans les affections tuberculeuses médicales. Dieulafoy cite dans ses cliniques deux cas où la méthode de MM. Arloing et Paul Courmont lui a donné des résultats positifs et permis de faire, de façon indiscutable, le diagnostic de tuberculose du cæcum, diagnostic qui fut, d'ailleurs, vérifié dans les deux cas. Mais, il nous semble que la question de diagnostic au point de vue chirurgical doit passer au second plan ; l'intervention s'impose dans l'un et l'autre cas. D'ailleurs, on a tendance aujourd'hui à faire la part plus grande à la tuberculose ; lorsqu'on se trouve en présence d'une tumeur du cæcum, c'est ce à quoi il faut penser tout d'abord, surtout chez les sujets jeunes.

CHAPITRE III

INTERVENTIONS CHIRURGICALES

On a eu recours, pour essayer d'enrayer le développement de la tuberculose cæcale, à des opérations radicales et à des opérations palliatives.

Opérations radicales.

Dans les cas de tumeurs ou d'ulcérations bien limitées, on a eu recours à l'entérectomie partielle.

ENTÉRECTOMIE PARTIELLE

Pour pratiquer la laparotomie, on donne la préférence à l'incision de Jalaguier sur le bord externe du grand droit ; nous donnerons tout à l'heure les raisons de cette préférence.

Une fois le péritoine ouvert et la tumeur mise à nu, on la circonscrit par deux pinces placées en tissu sain, à un centimètre environ des portions malades ; puis, on dissèque la masse tuberculeuse. Cela fait, on rétablit la continuité de la circonférence cæcale par plusieurs plans de sutures (*Sutures de Czerny ou de Wollfler*).

Les observations d'interventions de ce genre sont peu nombreuses ; en voici, cependant, quelques unes :

Czerny (17 juillet 1890) : femme, 17 ans, résection partielle ; récidive.

Richelot (9 janvier 1891) : homme, 28 ans, résection partielle ; guérison.

Richelot (24 juin 1891) : homme, 20 ans, résection partielle ; guérison.

Soun (1888) : homme, 43 ans, résection partielle ; guérison.

Mais, dans la plupart des cas, nous l'avons vu, la tumeur occupe tout le cæcum. Elle peut même le dépasser et remonter plus ou moins haut sur le côlon ; dans ces cas, on a recours à l'ablation complète de l'organe : on fait l'entérectomie totale.

ENTÉRECTOMIE TOTALE

L'opération comprend plusieurs temps :

1° *Laparotomie* : Il y a trois voies d'accès.

a) *Voie médiane.* — L'incision se fait sur la ligne blanche. Elle est éloignée du siège de la tumeur, mais elle met à l'abri des dangers d'éventration. Alglave la préconise dans sa thèse.

b) *Voie latérale.* — Alors, on peut faire une incision oblique ou verticale.

Baillet préconise l'incision « oblique en bas, parallèle « à l'arcade crurale, et commençant à égale distance « de l'ombilic et de l'épine iliaque antérieure et supé-« rieure ». On incise, alors, tous les plans musculaires de la paroi latérale de l'abdomen, et on court le risque d'une éventration consécutive, malgré l'emploi de plusieurs plans de sutures.

Est passible de la même objection l'incision préconisée par Machard dans sa thèse, qui joint à l'incision verticale, une incision oblique, perpendiculaire à la première.

Ceci dit, *nous préconisons comme incision de choix, l'incision de Jalaguier, le long du bord externe du grand droit qui nous rapproche du lieu de la lésion et, n'intéressant pas de plans musculaires, prédispose moins aux éventrations consécutives.*

c) Nous ne parlerons que pour mémoire de la *voie lombaire.*

2° *Libération et résection de la tumeur.* — Le péritoine ouvert, on arrive sur la tumeur. Sa dissection comporte, suivant les cas, de multiples détails ; nous ne nous attarderons pas à les décrire. Nous devons, toutefois, faire remarquer que la gaîne scléro-lipomateuse qui entoure le cæcum hypertrophié offre un plan de clivage excellent pour la dissection de l'organe. Cette dissection menée à bien, on fait la coprostase sur l'iléon par deux pinces garnies de gaze, on coupe entre les deux pinces et on fait l'asepsie de la tranche de section. De la même façon, on pratique la section du colon. Enfin on taille un lambeau de mésentère de forme triangulaire, on pratique l'hémostase et le cæcum est enlevé.

3° *Rétablissement du cours des matières.* — Nous nous trouvons en présence de trois méthodes :

a) Anastomose termino-terminale ;

b) Anastomose latéro-latérale ;

c) Anastomose termino-latérale.

a) *L'anastomose termino-terminale* peut se faire soit avec le bouton de Murphy, modifié par Villard, soit par entérorraphie. Ici, on rencontre un inconvénient sérieux: les deux circonférences de section sont inégales, ce qui gêne considérablement l'anastomose bout à bout. Pour remédier à cela, Billroth conseille de faire un pli sur l'anse la plus large, Madelung de sectionner l'iléon suivant une ligne oblique, ce qui augmente sa circonférence de section ; d'autres « de suturer l'iléon au colon, en « adaptant seulement la circonférence complète de « l'iléon à une portion de la circonférence du colon et « en suturant l'une à l'autre les lèvres de la section qui « n'ont pu être utilisées pour la suture de l'iléon. » L'entérorraphie se fait, suivant Chaput, en deux plans de sutures, l'un musculo-muqueux, l'autre séro-séreux.

b) *L'anastomose latéro-latérale* est préconisée par Chaput et Tuffier. On peut employer pour ce faire :

Les boutons anastomotiques de Desroques ou de Jaboulay.

Les plaques absorbables de Senn (ce procédé a eu sa vogue en Amérique, mais est fort peu employé aujourd'hui).

L'entérorraphie dont voici la méthode donnée par Tuffier : « Le colon est rapproché de l'iléon et maintenu accolé à l'aide de petites pinces à forcipressure à griffes. Sur la ligne d'accolement on fait six points de Lambert séro-séreux à quelque distance, et, sur deux parallèles, on place des fils d'attente n'intéressant que le plan musculo-séreux. Ces fils ne sont pas liés, on les maintient écartés et séparés les uns des autres par de petites compresses. C'est entre les deux lignes parallèles de passage des fils que l'on incise les parois de l'intestin. La muqueuse ouverte au niveau de chaque segment est suturée par un surjet circonscrivant la bouche de néoformation. La bouche créée est suturée. Il ne reste qu'à serrer et nouer les fils d'attente. L'entéro-anastomose est constituée. »

c) *L'anastomose termino-latérale* consiste à aboucher l'extrémité iléale sur les flancs du colon au niveau de la bandelette longitudinale interne. On peut employer deux méthodes : la suture ou les boutons. Le procédé de suture est celui de Jesel qui, modifié légèrement, a été employé par Roux, de Lausanne. Ce procédé est lent et nous lui préférons l'emploi du bouton anastomotique, bouton de Jaboulay surtout, qui raccourcit notablement la durée de l'opération. M. le professeur Jaboulay a pratiqué plusieurs fois des anastomoses termino-latérales avec succès.

L'anastomose termino-latérale, qui remet en quelque sorte, les choses en leur place en créant un nouveau cæcum, nous paraît devoir prendre le pas sur les deux autres procédés et devoir être employée de préférence à eux.

TABLEAUX

DES

OBSERVATIONS PUBLIÉES

OPÉRATEUR et DATE	SEXE ET AGE	INDEX BIBLIOGRAPHIQUE	SIÈGE DE LA TUBERCULOSE	OPÉRATION	RÉSULTAT OPÉRATOIRE	RÉSULTAT ÉLOIGNÉ
Gussenbauer. (17 mai 1889.)	H. 34 ans.	Fink. *Prag. Méd. woch.*, 1890.	Tuberculose cæcale.	Résection.	Guérison.	Récidive en 1894. Nouvelle intervention.
Billroth. (10 juil. 1889.)	H. 35 ans.	Salzer. *Arch. f. kl. Chir.*, 1892.	Tuberculose cæcale.	Résection : 12 cm. iléon. 4 cm. colon.	Guérison.	Bonne santé 1897.
Billroth. (12 juil. 1889.)	H. 35 ans.	*Loc. cit.*	Région iléo-cæcale.	Résection.	Mort. Abcès phrénique.	
Gussenbauer. (30 août 1889.)	H. 27 ans.	Fink. *loc. cit.*	Région iléo-cæcale.	Résection totale.	Guérison.	
Billroth. (19 déc. 1889.)	H. 39 ans.	Salzer. *loc. cit.*	Région iléo-cæcale.	Résection.	Guérison.	
Tedenat. (10 janv. 1890.)	F.	*Hio. Th. Mont.*, 1898.	Région iléo-cæcale.		Mort.	
Billroth. (10 fév. 1890.)	H. 34 ans.	Salzer, *loc. cit.*	Tuberculose et cancer.	Résection : 7 cm. iléon. 15 cm. colon.	Guérison	Mort 6 mois après. Récidive cancéreuse.
Czerny. (8 mars 1899.)	H. 54 ans.	*Beitrage*, 1890.	Tuberculose.	Résection : 33 cm.	Guérison.	
Roux. (10 mai 1890.)	F. 28 ans.	*Rev. med. Suis. rom.*	Tuberculose cæcum et colon ascendant.	Résection : 8 cm. iléon. colon ascendant et portion colon transverse.	Guérison.	Simple fistule à la sortie.
Kœnig. 23 sept. 1890.	F. 31 ans.	*Deutsch. Zeist. f. chir.*, 1895.	Colon transverse.	Résection : 17 cm. colon transverse.	Mort.	
Gussenbauer. (1882.)		In Machard.	Tuberculose cæcale.	Résection totale.	Mort.	
Czerny. (12 juin 1896.)	F. 35 ans.	*Beitrage f. kl. Chir.*, 1890.	Tuberculose iléo-cæcale.	Résection : 3 cm. colon. 14 cm. iléon.	Guérison.	Maintenu 4 ans après.
Czerny. (30 juin 1896.)	H. 54 ans.	*Loc. cit.*	Tuberculose cæcum et colon ascendant.	Résection : 9 cm. intestin. Blessure de l'uretère.	Mort.	

Suchier. (10 nov. 1887.)	H. 32 ans.	Berlin. klin. woch, 1889.	Tuberculose cæcum et iléon.	Résection : 20 cm. intestin. Entérorraphie circulaire.	Guérison.	Bonne santé 1 an après.
Bouilly. (6 déc. 1887.)	F. 44 ans.	Benoît. Thèse Paris. 1893.	Région iléo-cæcale.	Résection : 6 cm. iléon. 10 cm. colon.	Guérison.	
Czerny. (11 fév. 1888.)	H. 22 ans.	Loc. cit.	Région iléo-cæcale.	Résection.	Guériron.	
Tédenat. (10 janv. 1889.)	H. 34 ans.	Th. Itié. Montp. 1888.	Région iléo-cæcale.	Résection : 10 cm. Anastomose bout à bout.	Guérison.	
Durante. (8 mars 1889.)	F. 56 ans.	Wiener. Med. Pres., 1889; d'après Conrath.	Région iléo-cæcale.	Résection totale.	Guérison.	
Hofmokl. (29 juin 1890.)	H. 32 ans.	Wien. kl. woch., 1890.	Tuberculose iléo-cæcale.	Résection. Entér. circulaire.	Guérison.	
Reclus.	F.	In Benoît.	Tuberculose iléo-cæcale.	Résection. Anus contre nature.	Guérison.	Mort 2 mois après.
Obalinski. (12 fév. 1891.)		Arch. de Langenbeck, 1891.	Tuberculose cæcale.	Résection.	Guérison.	Bonne santé 2 ans après.
Beck. (1891.)	F. 31 ans.	Annals of surgery.	Tuberculose cæcale.	Résection.	Guérison.	
Frank. (23 juil. 1891.)	F. 22 ans.	Wien. kl. woch.	Tuberculose cæcale.	Résection.	Guérison.	
Tédenat. (25 juil. 1891.)	F. 26 ans.	Itié. loc. cit.	Tuberculose iléo-cæclae.	Résection. Anastomose latérale.	Guérison.	
Broca. (25 août 1891.)	H. 44 ans.	Hartmann. Société anat., 1891.	Tuberculose iléo-cæcale.	Résection.	Mort lendemain. Insuffisance sutures.	
Sachs. (12 nov. 1891.)	F. 44 ans.	Arch. de Langenbeck, 1892.	Région iléo-cæcale.	Résection.	Guérison.	
Kœrte. (16 sept. 1891.)	H. 29 ans.	Arch f. kl. Chir., 1895.	Cæcum et colon ascendant.	Résection totale.	Guérison.	
Czerny. (15 déc. 1891.)	H. 26 ans.	Beitrage, 1892.	Tuberculose cæcum.	Résection.	Guérison.	Bonne santé 1 an après.
Czerny. (3 mars 1892.)	H. 31 ans.	Loc. cit.	Tuberculose cæcum.	Résection.	Mort.	
Czerny. (23 mai 1892.)	F. 26 ans.	Loc. cit.	Tuberculose cæcale.	Résection.	Guérison.	

OPÉRATEUR et DATE	SEXE ET AGE	INDEX BIBLIOGRAPHIQUE	SIÈGE DE LA TUBERCULOSE	OPÉRATION	RÉSULTAT OPÉRATOIRE	RÉSULTAT ÉLOIGNÉ
Zahlmann. (30 juin 1892.)	F. 17 ans.	*Centralblatt f. Chir.*, 1893.	Tuberculose cæcale.	Résection : 18 cm. iléon. 12 cm. colon.	Guérison.	
Czerny. (25 juil. 1892.)	F. 42 ans.	Schiller, *Beitrage*, 1896.	Tuberculose cæcale.	Résection. Péritonite légère.	Guérison.	
Broca. (30 nov. 1892.)	H. 12 ans.	Benoit, *loc. cit.*	Tuberculose cæcale.	Résection : 20 cm.	Guérison.	
Tédenat. (8 juin 1893.)	H. 28 ans.	In Ilié.	Région iléo-cæcale.	Résection : 18 cm. Anastomose bout à bout.	Guérison.	
Kœrte. (23 juin 1893.)	F. 14 ans.	*Deutsche Zeist. f. Chir.*, vol. 40.	Région iléo-cæcale.	Résection : 10 cm. iléon. 12 cm. colon ascendant.	Guérison.	Mort le 3 mai 1894 de tuberculose pulmonaire.
Tredelenburg. (7 août 1893.)	H. 28 ans.	Becker. *Deuts. Zeits f. Chir.*	Région iléo-cæcale.	Résection : 19 cm. iléon. 10 cm. colon.	Guérison.	Maintenue 1 an après.
Razy. (11 août 1893.)	H. 29 ans.	Coquet. Th. de Paris, 1894.	Région iléo-cæcale.	Résection.	Mort.	
Veliaminov. (1893.)		*Gazette méd. et chir.*, 1894.	Région iléo-cæcale.	Résection.	Guérison.	
Ceccherelli. (1893.)		Cité par Machard.	Région iléo-cæcale.	Résection.	Guérison.	
Schonbom. (14 fév. 1894.)	F. 51 ans.	D'après Conrath, *loc. cit.*	Tumeur cæcale.	Résection. Inflammation latérale.	Guérison.	
Routier. (1894.)	H. 34 ans.	In Th. Coquet.	Tumeur cæcale.	Résection.	Mort d'anurie.	
Eiselsberg.	F. 39 ans.	*Wiener klin. woch.*, 1896.	Tuberculose colon-transverse.	Résection.	Guérison.	Maintenue en octob. 1895.
Obalinski. (25 avril 1894.)	F. 24 ans.	*Centralblatt f. Chir.*, 1894.	Tuberculose du cæcum.	Résection. Suture circulaire de l'iléon et du colon transverse.	Guérison.	
Marie. (26 avril 1894.)	H. 39 ans.	Soc. anatomique, juin 1894.	Tuberculose cæcale. Tumeur occupant valvule de Bauhin.	Résection. Anus contre nature.	Mort 2 jours après.	

OPÉRATEUR et DATE	SEXE ET AGE	INDEX BIBLIOGRAPHIQUE	SIÈGE DE LA TUBERCULOSE	OPÉRATION	RÉSULTAT OPÉRATOIRE	RÉSULTAT ÉLOIGNÉ
Kœrte. (17 juin 1894.)	H. 24 ans.	Loc. cit.	Tuberculose cæcale.	Résection : 10 cm. iléon. 12 cm. colon.	Guérison.	Maintenue en avril 1895.
Esmarch. (1894).			Tuberculose cæcale.	Résection.	Guérison.	
Kœrte. (6 janv. 1895).	F. 24 ans.	Loc cit.	Tuberculose cæcale.	Résection : 2 cm. colon. 10 cm. iléon.	Guérison.	Contrôlée en avril 1895.
Tédenat. (10 mai 1895.)	F. 28 ans.	In Ilié.	Tuberculose cæcale.	Résection. Anastomose latérale.	Mort le 6e jour.	
Czerny. (13 nov. 1895.)	F. 30 ans.	D'après Schiller.	Tuberculose cæcale.	Résection. Entérorraphie circulaire.	Guérison.	
Kümmel. (1895).		Cité par Machard.	Tuberculose cæcale.	Résection.	Mort.	
Czerny. (15 mai 1896.)	H. 25 ans.	D'après Schiller.	Tuberculose du cæcum et de l'appendice.	Résection. Entéro-anastomose par bouton de Murphy.	Guérison.	
Keetley. (1896.)		Cité par Machard.	Tuberculose cæcale.	Résection.	Mort.	
Routier. (1896.)		Société de chirurgie, 1896, page 544.	Ulcérations tuberculeuses région cæcale.	Résection : Cœcum et 30 cm. intestin grêle. — Anastomose par bouton.	Mort 6 jours après. Bouton complètement obstrué par matières.	
Tuffier. (1896.)	F. 37 ans.	Thèse Carel.	Tumeur formée par cæcum, iléon, épiploon et colon.	Résection. Entérorraphie latérale.	Mort.	
Barrow. (1897.)	H. 11 ans.	*Lancet London*, 1897, t. I, page 1111.	Tuberculose du cæcum avec invagination chronique.	Résection. Entéro-anastomose par bouton de Murphy.	Guérison.	
Vautrin. (1897.)	F. 19 ans.	Congrès de chirurgie, 1897.	Tuberculose cæcum.	Résection.	Guérison.	
Tuffier. (26 juin 1897.)	H. 38 ans.	*Revue Gynécologie et Chir. abdominale*, 1897.	Tuberculose cæcale.	Résection. Entérorraphie latérale.	Guérison.	Maintenue 6 mois après.
Monchet.		In Alglave.	Tuberculose du cæcum.	Résection.	Guérison.	
Gosset. (3 déc. 1901.)	H. 30 ans.	In Alglave.	Tuberculose iléo-cæcale (forme fibro-adipeuse).	Résection. Anastomose latéro-latérale.	Guérison.	
Henri Hartmann.	H. 52 ans.		Tumeur iliaque droite, histologiquement tuberculosé.	Résection. Anastomose latérale iléo-colique.	Guérison.	

OPÉRATEUR et DATE	SEXE ET AGE	INDEX BIBLIOGRAPHIQUE	SIÈGE DE LA TUBERCULOSE	OPÉRATION	RÉSULTAT OPÉRATOIRE	RÉSULTAT ÉLOIGNÉ
Henri Hartmann. (17 mars 1902). (27 fév. 1903).			Tumeur iliaque droite, histologiquement tuberculose.	Résection. Anastomose latérale iléo-colique.	Guérison.	
Delaunay. (1903.)	F. 18 ans.		Lésion tuberculeuse ?	Résection. Anastomose latérale.	Guérison.	
Leguen. (26 oct. 1901.)	F. 39 ans.	Dieulafoy. cliniques 1902.	Tuberculose iléo-cæcale.	Résection étendue.	Guérison.	
Marion.	H. 31 ans.	Dieulafoy, cliniques 1902.	Tuberculose du cæcum et du colon ascendant et moitié du colon transverse.	Résection. Anastomose latéro-latérale.	Mort.	
Routier. (2 dév. 1903.)	F.	Société de Chirurgie. 1903.	Tuberculose iléo-cæcale.	Résection : 20 cm. iléon. 15 cm. cæcum. Anastomose latérale.	Guérison.	
Ricard. (5 fév. 1905.]	H. 42 ans.	In Alglave.	Tuberculose du cæcum (forme fibro-adipeuse).	Résection. Anastomose termino-latérale.	Guérison.	
Robineau.		In Belgrand.	Tuberculose du cæcum (forme fibro-adipeuse).	Résection. Anastomose latéro-latérale.	Guérison.	Mort de tuberculose.
Arron.	F. 23 ans.	In Belgrand.	Tuberculose hypertrophique du segment iléo-cæcal.	Résection. Anastomose latéro-latérale.	Mort au 8e jour.	
Jaboulay.		Voir observation I.			Guérison.	
Jaboulay.		Voir observation II			Guérison.	
Bérard.		Voir observation III			Guérison.	

Ainsi donc, nous avons réuni en ce tableau d'observations que nous avons fait aussi complet que possible, 71 cas de tuberculose cæcale pour lesquels les chirurgiens ont cru devoir pratiquer la résection totale de l'organe.

Sur ces 71 cas nous avons 16 morts, ce qui donne à peu près une moyenne de 1 décès pour 5 opérés.

Mais si nous étudions ces tableaux de près, nous constatons que les décès diminuent avec les interventions récentes. En effet, nous avons, depuis 1897, 17 interventions radicales pour tuberculose du cæcum avec seulement 2 décès, ce qui ne donne pas 1 décès pour 8 opérés.

Cela tient probablement à ce que on a posé plus nettement de nos jours les règles de l'intervention et qu'on ne fait pas d'opérations radicales dans les cas trop étendus et nécessitant une intervention trop pénible et trop longue.

Même, pour les deux décès signalés ces dernières années, dans les cas de Marion et d'Arrou, il fallut, dans le premier, enlever non seulement le cæcum mais le colon ascendant et partie du colon transverse ; dans le second l'opération fut longue et pénible à cause des adhérences ; durée 1 h. 1/2.

A côté de l'entérectomie, opération radicale, on a pratiqué, lorsqu'on s'est trouvé en présence de lésions inextirpables, ou dans les cas de lésions en voie de rétrocession des opérations palliatives. Ces opérations palliatives sont :

La laparotomie simple ;

L'entéro-anastomose ;

L'exclusion intestinale qui peut être bilatérale ou unilatérale.

LAPAROTOMIE SIMPLE

Peu souvent employée, cependant érigée en système dans la thèse inaugurale de Billon, consiste simplement à mettre les lésions à l'air. L'incision se fait soit sur la ligne blanche, soit sur le bord externe du grand droit. Voici les cas de laparotomie que nous avons pu rassembler :

Obalinski (Arch. f. Cl. Chir., in Machart) : Mort.

Kœrte (cité par Machart) : Guérison.

Pilliet et Thierry. (Service de Tillaux) : Tuberculose très étendue. Survie de six semaines.

Caird. (Edimburg Médic. Journal 1895) : Mort après six semaines.

Poncet. (Thèse Billon) : Malade amélioré, sort un mois et demi après.

Jaboulay. (Observation III) : Tuberculose. Guérison.

Nové Josserand. (Lyon médical 1896) : Guérison.

Poncet. (Delore et Patel. Revue de Chirurgie 1901) : F. 20 ans. Laparotomie, drainage, gaze iodoformée. Formation plus tard d'une fistule qui nécessite deuxième intervention.

Bérard. (11 septembre 1903) : Lésions limitées partie post. Régression.

Bérard. (25 mai 1904) : Lésions étendues, mais dures. Guérison.

Ainsi donc, nous avons recueilli 10 cas de tuberculose cæcale traités par la laparotomie simple avec trois

morts (Obalinski, Caird, Pilliet et Thierry); mais dans
les deux derniers cas au moins, les lésions étaient fort
étendues et l'état général du malade, mauvais. Dans le
cas de Poncet, la laparotomie se montra insuffisante
pour enrayer la marche des lésions tuberculeuses et il
fallut recourir à une seconde intervention. Dans les cas
de Jaboulay et Bérard la tuberculose était ou limitée
ou à tendance plutôt scléreuse et on constata des guérisons. Nous discuterons dans le chapitre suivant la
valeur de la laparotomie, nous nous contentons ici de
donner des faits.

ENTÉRO-ANASTOMOSE

C'est l'opération de Maisonneuve. Elle consiste à éta
blir une voie de dérivation permettant le passage des
matières du petit dans le gros intestin sans emprunter,
ou tout au moins en empruntant au minimum, l'anse
iléo-cæcale malade. Elle fut pratiquée pour la première
fois avec succès dans un cas de tuberculose cæcale ;
non extirpable, par von Hacker, dans la clinique de
Billroth, le 6 août 1887. Pour ce faire, on choisit une
anse intestinale rapprochée de l'iléon malade et on va
l'aboucher soit sur le colon ascendant, soit sur le colon
tranverse, soit, de préférence, sur l'anse sigmoïde.
L'abouchement peut se faire par entérorraphie avec
plusieurs plans de sutures, ou par la méthode des plaques absorbables de Senn, ou encore, et c'est le procédé
de choix, par le bouton anastomotique de Jaboulay.
Voici le tableau des observations publiées :

OPÉRATEUR et DATE	SEXE ET AGE	INDEX BIBLIOGRAPHIQUE	SIÈGE DE LA TUBERCULOSE	OPÉRATION	RÉSULTAT OPÉRATOIRE	RÉSULTAT ÉLOIGNÉ
Backer. (6 août 1887.)	F. 15 ans.	Hochenegg. Wiener. klin. woch. 1895.	Tuberculose cæcale.	Iléocolostomie.	Guérison.	Maintenue 1 an après.
Obalinski. (13 août 1887.)	F. 30 ans.	Archives de Langenbeck.	Tuberculose cæcale.	3 opérations : 1° Entérostomie. 2° Fermeture anus contre nature. 3° Entéro-anastomose.	Guérison.	Mort de tuberculose pulmonaire quelques mois après.
Riedl. (1888.)		Centralblatt f. Chir., 1890.	Tuberculose cæcale.	Iléocolostomie.	Guérison.	
Hochenegg. (11 avril 1894.)	H. 47 ans.	Wiener klin. woch., 1895.	Tuberculose cæcale.	Iléocolostomie.	Guérison.	Un an après bonne santé.
Czerny. (23 juil. 1894.)	F. 50 ans.	Schiller. Beitrage f. klin. Chir., 1895.	Tuberculose cæcale.	Anastomose du colon ascendant et de l'iléon.	Guérison.	Bonne santé en août 1896.
Gessner. (1895.)	F. 45 ans.	Centralblatt f. Chir., 1896.	Tuberculose cæcale.	Anastomose colon ascendant et iléon.	Guérison.	
Israël. (10 mai 1895.)	F. 30 ans.	Centralblatt f. Chir., 1896.	Tuberculose cæcale.	Iléocolostomie.	Guérison.	Tumeur diminuée 7 mois après.
Ewald.	H. 41 ans.	Deutsch. Zeitschrift f. Chir., 1901.	Tuberculose cæcale. Résection impossible.	Anastomose colon ascendant.	Guérison.	Février 1901, bonne santé.
Czerny. (19 juin 1896.)	H. 33 ans.	Schiller. Beitrage, 1895.	Tuberculose cæcale. Résection impossible.	Anastomose bouton de Murphy, iléon et colon transverse.	Guérison.	
Korte. (28 déc. 1891.)	F.	In ibic.	Tumeur tuberculeuse de la région iléo-cæcale. Fistule.	Anastomose entre iléon et colon transverse.	Suites bonnes. Tumeur devient plus mobile, ce qui permet extirpation totale.	
Jonnesco. (1898.)		XII° Congrès de chirurgie.	Trois cas de tumeur tuberculeuse de la région iléo-cæcale.	Entéro-anastomose dans les trois cas.	Guérison.	
Albert. (9 mai 1898.)	H. 41 ans.	In Roskoschny.	Tumeur cæcale tuberculeuse. Résection jugée impossible.	Entéro-anastomose.	Guérison.	Amélioration des symtômes fonctionnels mais accroissement de la tumeur.
Von Friedländer. (8 juin 1898.)	H. 25 ans.	In Roskoschny.	Tuberculose de l'iléon, cæcum et colon ascendant.	Anastomose de l'iléon avec le tiers droit du colon transverse.	Coliques et constipation continuent et on est obligé de faire exclusion.	
Gayet. (mai 1900.)	H. 30 ans.	Société de chirurgie de Lyon.	Tumeur cæcale avec fistule préexistante.	Entéro-anastomose.	Les matières passent toujours et on est obligé de pratiquer l'exclusion.	
Jaboulay.		Observation VIII.				

Donc, dix-sept cas de tuberculose cæcale traités par l'entéro-anastomose. Dans quinze de ces cas, il y eut guérison opératoire et l'amélioration des symptômes tant fonctionnels que physiques se maintint à assez longue échéance, un an après (Hacker, Hochenegg), deux ans après (Czerny). Cependant, dans un cas d'Obalinski, la malade mourut un an après de tuberculose pulmonaire as un cas d'Albert, il y eut amélioration des symptômes fonctionnels mais augmentation de la tumeur. Dans deux cas (Friedlander et Gayet), l'entéro-anastomose fut tout à fait insuffisante et il fallut, par la suite, pratiquer l'exclusion.

EXCLUSION

Elle consiste non plus à créer une voie de dérivation, mais à exclure d'une façon complète l'anse malade, à la séparer du reste du tube intestinal. Elle peut être bilatérale ou unilatérale.

Bilatérale. Elle a été pratiquée par Trendelenburg en 1885. Salzer le premier, en 1892, en a posé nettement les indications.

On sectionne l'intestin en amont et en aval de la lésion et on abouche l'iléon dans le côlon.

Comment faut-il traiter l'anse exclue. Deux procédés :

a) On peut fermer les deux extrémités et abandonner l'anse exclue dans la cavité abdominale, faire *l'exclusion avec occlusion totale* (Von Baracz, Obalinski).

b) On peut fistuliser l'anse exclue à l'extérieur, faire *l'exclusion avec occlusion partielle*. Alors, trois procédés :

1° On peut fermer les deux bouts de l'anse exclue et créer une fistule chirurgicale (Lavisé);

2° On peut fermer un seul bout de l'anse exclue et aboucher l'autre à la peau (Eiselberg);

3° On peut fistuliser les deux bouts de l'anse exclue à la peau (Hochenegg).

Il nous semble que les deux derniers procédés sont préférables. Au cas où l'on emploierait le second de ces procédés, quelle serait l'extrémité intestinale qu'il faudrait choisir pour l'aboucher à la peau? Terrier et Gosset conseillent de suturer à la peau le bout iléal, plus déclive, plus mobile, plus facile à amener vers la paroi que le bout colique. Mais la dernière méthode, qui consiste à fistuliser les deux bouts de l'anse exclue, paraît être la préférable. On fistulisera les deux bouts à la peau suivant la technique usitée dans l'anus artificiel. Hochenegg fistulise le bout colique à l'extrémité supérieure de l'incision, le bout iléal à l'extrémité inférieure et suture la partie moyenne.

Le rétablissement de la continuité intestinale se fait selon les modes indiqués plus haut à propos de l'entérectomie. Répétons simplement que nous donnons la préférence à l'anastomose termino-latérale.

(Voir les tableaux ci-après.)

Ainsi 27 cas d'exclusion.

19 opérés n'avaient pas de fistules, l'opération tentée fut l'exclusion bilatérale avec occlusion partielle. Dans 17 cas on observa la guérison ; dans deux cas ceux de Hugel et Ewald, il y eut mort.

Dans 3 cas (Franck, Obalinski, Conrath) on pratiqua l'exclusion bilatérale avec occlusion totale pour tuberculose non fistulisée : 1 cas de mort, celui de Conrath.

Enfin 9 opérés étaient porteurs de fistules ; il y a à noter un cas de mort (Peyrot).

Exclusion unilatérale : nous pouvons dire que c'est une opération lyonnaise.

Elle consiste à sectionner l'iléon en tissu sain après avoir fait la coprostase et à aboucher dans le gros intestin le bout iléal supérieur. On ferme le bout iléal inférieur par deux plans de sutures. L'abouchement du bout iléal supérieur peut se faire sur le colon ascendant, le colon transverse, ou, de préférence, nous verrons plus loin pourquoi, sur l'S iliaque. On peut comme dans l'entéro anastomose faire l'abouchement par entérorraphie ou par le bouton de Jaboulay ; ce dernier mode est préférable.

Nous avons deux observations d'exclusion unilatérale (Delore-Patel, Jaboulay-Bérard) qui toutes deux furent suivies de succès ; nous les publions d'ailleurs *in extenso*.

OPÉRATEUR et DATE	SEXE ET AGE	INDEX BIBLIOGRAPHIQUE	SIÈGE DE LA TUBERCULOSE	OPÉRATION	RÉSULTAT OPÉRATOIRE	RÉSULTAT ÉLOIGNÉ
Franck. (23 juil. 1891.)		Wiener klin. woch., 1892.	Tuberculose cæcale étendue.	Exclusion bilatérale fistulisée aux deux bouts.	Guérison.	
Hochenegg. (28 mai 1891.)		Wiener klin. woch., 1892.	Tumeur tuberculeuse ?	Exclusion bilatérale. Double fistule.	Guérison.	
Franck. (30 mars 1892).	F.	Wiener klin. woch., 1892.	Tuberculose étendue.	Exclusion complète de l'intestin (un mètre).	Guérison.	
Fünke. (1er nov. 1894.)		Prag. Med. woch., 1895.	Tuberculose entéro-péritonéale avec fistule.	Exclusion bilatérale et occlusion totale. Implantation iléon dans colon transverse.	Guérison.	
Obalinski. (25 avril 1894.)				Occlusion totale.	Guérison.	
Fünke. (1895.)		Prag Med. woch., 1895.	Tuberculose entéro-péritonéale avec fistule.	Exclusion bilatérale avec occlusion totale.	Nécessite d'agrandir fistule après 3 jours.	
Wœlfler. (1er juin 1895.)		Beitrage, 1898.	Tuberculose cæcale étendue	Exclusion avec occlusion partielle et double fistule.	Guérison.	
Conrath. (10 nov. 1895.)		In Lancy.	Tuberculose cæcale avec fistule.	Occlusion totale.	Mort.	
Wiesinger. (1896.)	F. 17 ans.	Münichen Med. woch., 1896.	Tuberculose entéro-péritonéale. Fistule préexistante.	Exclusion bilatérale et occlusion totale.	Guérison.	
Kündrath. (1er mars 1896.)	H. 24 ans.	In Lancy.	Tuberculose cæcale étendue.	Exclusion bilatérale fistulisée	Guérison.	
Ullmann. (avril 1896.)	H. 21 ans.	Wien. klin. woch.	Tuberculose cæcale étendue.	Exclusion bilatérale fistulisée par bout distal.	Guérison.	
Wœlfler. (10 juin 1896.)		Eiselberg, Archives de Langenbeck, 1897.	Tuberculose cæcale étendue.	Exclusion bilatérale avec fistulisation aux deux bouts.	Guérison.	Mort 2 mois après d'hémoptysie.
Von Eiselberg. (25 juin 1896.)		Conrath, Beitrage, 1898.	Tuberculose cæcale.	Exclusion bilatérale avec fistulisation aux deux bouts.	Guérison.	Amélioration 1 an après.

OPÉRATEUR et DATE	SEXE ET AGE	INDEX BIBLIOGRAPHIQUE	SIÈGE DE LA TUBERCULOSE	OPÉRATION	RÉSULTAT OPÉRATOIRE	RÉSULTAT ÉLOIGNÉ
Wiesinger. (1896.)	H. 22 ans.	Kammerer, Centralblatt f. Chir., 1896.	Tuberculose cæcale étendue fistuleuse.	Exclusion bilatérale.	Guérison.	
Von Friedländer. (29 juil. 1896.)	H. 19 ans.	Roskoschny, Deuts. Zeitsch. f. Chir., 1896.	Tuberculose cæcale étendue.	Exclusion bilatérale fistulisée aux deux bouts.	Guérison.	
Ewald. (22 mars 1897.)	F. 25 ans.		Tuberculose cæcale étendue.	Exclusion bilatérale fistulisée aux deux extrémités.	Guérison.	
Lavisé. (11 juil. 1897.)		Annales, Société belge de Chirurgie.	Tuberculose entéro-péritonéale avec fistule.	Exclusion avec occlusion totale.	Guérison.	
Wiesinger. (1897.)	H. 22 ans.	Kammerer, Centralblatt f. Chir., 1897.	Tuberculose entéro-péritonéale avec fistule.	Exclusion bilatérale avec occlusion totale.	Guérison.	
Von Friedländer. (12 fév. 1898.)	H.	Roskoschny, loc. cit.	Tuberculose étendue.	Exclusion bilatérale avec fistulisation aux deux bouts.	Guérison.	Maintenue 3 ans après.
Hazel. (1898.)	F. 18 ans.	Arch. f. cl. Chir., 1898.	Tuberculose cæcale étendue.	Exclusion avec occlusion partielle puis extirpation.	Mort.	
Albert. (29 avril 1898.)	H. 24 ans.	In Roskoschny, loc. cit.	Tuberculose cæcale étendue.	Exclusion. Fistule deux bouts.	Guérison.	
Ewald. (27 fév. 1899.)	H. 11 ans.	In Roskoschny, loc. cit.	Tuberculose cæcale étendue.	Exclusion. Fistule deux bouts.	Guérison.	Maintenue 10 mois après.
Ewald. (22 fév. 1899.)	F. 41 ans.	In Roskoschny, loc. cit.	Tuberculose cæcale étendue.	Exclusion. Fistule deux bouts.	Mort.	
Von Friedländer. (juin 1899.)	F. 26 ans.	In Roskoschny, loc. cit.	Tuberculose du cæcum.	Exclusion. Fistule deux bouts. Anastomose latérale iléo-colique.	Guérison.	Maintenue 2 ans après.
Guesda. (10 nov. 1899.)	F. 14 ans.	In Roskoschny, loc. cit.	Tuberculose étendue.	Exclusion. Fistule deux bouts. Anastomose latérale iléo-colique.	Guérison.	Amélioration 6 mois après.
Gayet. (6 janv. 1900.)		Province Médicale, Lyon, 1900.	Tuberculose entéro-péritonéale. Fistule.	Exclusion bilatérale et occlusion totale.	Guérison.	
Von Friedländer. (14 oct. 1900.)	H. 21 ans.		Tuberculose étendue.	Exclusion. Fistule deux bouts.	Guérison.	
Peyrot. (1901.)		XIVe Congrès français de Chirurgie, 1901.	Tuberculose entéro-péritonéale. Fistule.	Exclusion bilatérale et occlusion totale. Entéro-anastomose latérale.	Mort.	
Ricard. (15 janv. 1903.)	H. 44 ans.	In Lancy, thèse Paris.	Tuberculose entéro-péritonéale. Fistule.	Exclusion bilatérale et occlusion totale.	Guérison.	Amélioration notable.

CHAPITRE IV

DISCUSSION DES INTERVENTIONS CHIRURGICALES

Maintenant que nous avons vu quelles étaient les opérations chirurgicales habituellement employées comme moyens thérapeutiques de la tuberculose cœcale, voyons, quelle est la part, que l'on doit faire à chacune de ces opérations ; dans quels cas particuliers, on doit les employer.

ENTÉRECTOMIE

Nous avons signalé, que, dans certains cas de tuberculose limitée, Richelot, Soun avaient employé l'entérectomie partielle. Cette opération a d'autant plus de chances d'être suivie de succès, que l'anse d'intestin offre un plus grand calibre. Le calibre du cæcum peut permettre pareille intervention ; on n'a pas à redouter, par la suite, un rétrécissement, qui puisse gêner le cours des matières. Richelot dit : « Une résection limitée de « la paroi cæcale peut donner les meilleurs résultats. « L'opération est délicate et laborieuse ; mais elle est, « sans doute, beaucoup plus sûre, que les résections

« totales d'une portion plus ou moins longue de l'in-
« testin. Les circonstances m'y ont amené sans prémé-
« ditation, et je l'ai trouvée légitime et salutaire. »
Mais, pour cela, il faut, que deux conditions soient réa-
lisées, ce qui est l'exception :

Il faut : 1° que la tumeur soit bien limitée ; 2° que le
diagnostic soit précoce.

« D'ailleurs, disent Bérard et Patel, nous pensons que
« les entérectomies partielles ne seraient plus de mise
« aujourd'hui ; mieux vaut la résection de l'organe en-
« tier ou, si la lésion paraît éteinte une opération pal-
« liative. » M. le Professeur Jaboulay, dans un cas de ce
genre, a pratiqué avec succès une simple laparotomie.

Mais, lorsque la tuberculose a envahi l'organe entier,
l'opération de choix est l'entérectomie totale, l'ablation
complète de l'organe lésé. Deux conditions s'imposent :

1° Tumeur mobile ou facilement mobilisable ;

2° Bon état général du sujet.

a) Dans les cas où la tumeur est mobile, point
adhérente aux plans profonds, lorsqu'on peut, après la
laparotomie, luxer facilement le cæcum au dehors, per-
sonne ne peut discuter la valeur de l'entérectomie, qui
supprime la lésion et met le malade à l'abri de complications consécutives. Nous devons approuver Tuffier
sans restriction, lorsqu'il dit : « Il faut supprimer une
« lésion en voie d'évolution, sous peine de la voir se
« continuer non seulement du côté de l'intestin, mais
« encore du côté du péritoine et des ganglions mésen-
« tériques. »

b) Lorsque l'évolution suit son cours, que le péritoine commence à réagir, que la tumeur n'est plus aussi

facilement mobilisable, que des adhérences ont commencé à la fixer aux organes voisins, quelle conduite tenir ?

Si le processus n'est pas encore trop étendu, si le clivage est possible, et un excellent plan de clivage est fourni par la gaine scléro-lipomateuse péri-cæcale, l'entérectomie est encore l'opération de choix. Cependant, en pareil cas, on n'est pas sûr de pouvoir enlever le tout d'une façon absolue ; le contraire est plutôt la règle : on laisse toujours, soit sur la séreuse, soit sur le reste du tube digestif, soit dans quelques ganglions régionaux des points atteints par le processus tuberculeux. Dans ces conditions, comment expliquer les guérisons complètes, si souvent signalées, consécutives à l'entérectomie ? C'est que, dans les cas de tuberculose, l'ablation complète de ce qui est tuberculisé ou en voie de tuberculisation n'est pas la condition *sine qua non* de la guérison. Tuberculose et cancer n'ont rien de commun, à ce point de vue ; « Si, pour le cancer, dit « Patel, il faut dépasser les limites du mal ; pour la « tuberculose il suffit de placer la lésion dans de meil- « leures conditions, de favoriser sa guérison. » En pratiquant l'entérectomie, on enlève le foyer le plus actif, ce qui ne peut donner que d'excellents résultats.

Cependant, nous devons faire une exception : dans les cas où la tumeur, quoique peu étendue, a contracté des adhérences solides avec le plan postérieur, l'entérectomie ne peut être posée en principe absolu. En effet, on s'expose à blesser des organes importants, uretères, vaisseaux iliaques. A la rigueur, par une dissection méthodique et lente, on peut arriver à l'ablation

complète ; mais l'opération est longue, pénible, délicate, le schock opératoire intense. Il semble que, si
la tumeur paraît en voie de rétrocession on puisse se
contenter d'une opération palliative, qui, certainement,
ne présentera pas les inconvénients de l'opération radicale. C'est là, d'ailleurs, une question d'impression et
de doigté que l'opérateur seul peut résoudre. Dans un
cas de ce genre, tumeur fortement adhérente à la paroi
postérieure, M. le professeur Jaboulay se contenta de
mettre la lésion au repos relatif par une entéro-anastomose et obtint un résultat favorable.

c) Dans le cas, où la tumeur envahit le colon ascendant, le dépasse même pour gagner le colon transverse,
est-on autorisé à pratiquer l'entérectomie d'une portion étendue du gros intestin ? Nous n'hésitons pas à
répondre par l'affirmative, dans le cas de lésions facilement isolables. Nous savons qu'il est possible d'enlever sans troubles notables de grandes portions d'intestin grêle. Kœberlé en a réséqué 2ᵐ05 ; Schepord,
2ᵐ30 ; Kuggi, 2ᵐ30, pour ne citer que ceux-là. Ce qui
est possible sur l'intestin grêle, l'est à plus forte raison
quand il s'agit du gros intestin. « Lorsqu'il est question
« du gros intestin, on peut dire *a priori* que l'incon-
« vénient est encore moindre en raison de l'impor-
« tance fonctionnelle moins grande de cette portion
« du tube digestif. » (Delore et Patel). Le seul inconvénient à redouter, c'est la diarrhée, car, nous le savons,
le gros intestin et en particulier le cæcum est la chambre d'exhaustion des matières fécales. Cependant, la
diarrhée est loin d'être constante ; d'ailleurs, on laisse
toujours, même dans les interventions les plus larges,

une portion de gros intestin suffisante pour subvenir aux fonctions de l'organe. Roux de Lausanne prétend qu'un homme peut vivre avec 1m50 d'intestin grêle et la moitié seulement de son colon. Donc il ne faut pas craindre de pratiquer des entérectomies étendues, dans les lésions étendues de tuberculose hypertrophique. D'ailleurs, interventions pareilles ont été maintes fois pratiquées avec succès, nous citerons les cas de Roux et de Legueu.

d) Dans le cas de tuberculose entéro-péritonéale, quand le processus, franchissant les limites de l'intestin, envahit le mésentère et les ganglions mésentériques, soude, pour ainsi dire, dans une masse commune, le cæcum et les organes voisins, alors l'entérectomie n'est plus de mise : elle présente des inconvénients si nombreux, si multipliés, qu'ils font oublier ses avantages. En effet, dans pareil cas, on opère au sein d'un tissu particulièrement friable, où les rapports d'organe à organe sont changés, les déchirures fréquentes, les adhérences nombreuses et très difficilement décollables ; on s'expose de plus à ouvrir de petits abcès, disséminés de ci, de là, dans la masse de la tumeur, ce qui constitue un danger grave d'infection. Au milieu de tous ces obstacles, amoncelés comme à plaisir, l'opération serait difficile, longue, délicate, le schock opératoire intense et à redouter. Enfin, à supposer que l'on mène à bien la dissection de la tumeur, on se trouverait en présence d'une vaste perte de substance, à parois de vitalité plus que suspecte avec des chances d'infection multipliées. En pareil cas, il vaut mieux rejeter l'entérectomie d'une façon systématique et donner la préférence à une opération palliative qui sera ou la laparotomie simple, ou l'exclusion, ou l'entéro-anastomose.

e) En dernier lieu, il faut tenir compte de l'état général du sujet. Nous savons que le schock opératoire est toujours à redouter dans si grave opération : aussi ne doit-on la pratiquer que sur des sujets dont l'état général est resté bon. Chez les malades affaiblis, avec tendance à la cachexie, et amaigrissement rapide, chez les tuberculeux généraux, il vaut mieux avoir recours à une opération palliative, quitte plus tard, si l'intervention première a donné de bons résultats, si l'état général du sujet s'est amélioré, à pratiquer une opération radicale. C'est dans le type entéro-péritonéal surtout, que se rencontrera pareille contre-indication et elle viendra s'ajouter aux contre-indications données plus haut, pour faire rejeter systématiquement l'entérectomie. Mais, dans la tuberculose hypertrophique simple, il est rare que l'affaiblissement du sujet soit assez marqué, pour faire rejeter, d'une façon absolue, l'intervention radicale.

Étudions maintenant la valeur des opérations palliatives.

LAPAROTOMIE SIMPLE

Nous en avons cité plusieurs cas suivis de succès. Son emploi a été érigé en système par Billon dans sa thèse inaugurale. Certes, nous ne pouvons nier, que la laparotomie puisse avoir une influence heureuse sur la marche de la tuberculose cæcale ; nous savons qu'elle est la base du traitement de la péritonite tuberculeuse et que, là, ses résultats sont indiscutables. D'ailleurs, au point de vue particulier qui nous occupe, la laparotomie simple a donné des résultats à M. Nové-Josserand, à M. le professeur Poncet et, dans un cas, à M. le professeur Jaboulay. Quel est son mode d'action? On ne le connaît pas d'une façon certaine. Il est possible que l'irritation de la lésion par l'air et la lumière stimule la phagocytose, accroisse les sécrétions bactéricides et favorise le processus fibro-adhésif qui est la condition anatomique de la guérison; mais, c'est là une simple hypothèse. Malgré tout, du fait, que la laparotomie a, dans certains cas, une influence heureuse, nous ne pensons pas qu'elle doive être érigée en traitement systématique de la tuberculose cæcale. C'est lui faire une part trop belle, et oublier les avantages que peuvent présenter les autres opérations soit radicales, soit palliatives. « Ses indica-« tions, disent Bérard et Patel, semblent se res-« treindre dans les cas de tuberculose hypertrophique « du cæcum; de telles lésions disparaissent rarement « en entier, d'ordinaire elles poursuivent leur évo-« lution. »

ENTÉRO-ANASTOMOSE

C'est une opération palliative qui a pour but de mettre les lésions tuberculeuses au repos relatif. Elle présente de réels avantages.

a) Elle évite le schock opératoire par la rapidité de son exécution.

b) Elle peut s'employer dans les cas, où le malade est affaibli et dans les cas de tuberculose entéro-péritonéale.

On a fait, cependant, à cette opération des objections sérieuses :

1° Elle permet l'accumulation des matières fécales dans l'anse intermédiaire. Cela est, en effet, si on pratique l'anastomose avec le colon ascendant ou le colon transverse ; les matières peuvent, sous l'influence de la seule pesanteur, tomber du côté du cæcum, s'y accumuler, venir au contact permanent de la lésion, que l'on voulait mettre au repos. Pour obvier à cet inconvénient, il faut pratiquer l'abouchement iléal dans l'S iliaque, faire une iléo-sigmoïdostomie, et les faits signalées plus haut ne risquent plus de se produire. La longueur plus ou moins grande de gros intestin comprise entre l'entéro-anastomose a peu d'importance. « On peut être très osé dans ce genre d'intervention ; « lorsqu'il s'agit du gros intestin surtout, la question « est simplifiée. Les recherches de Kukula, Lardennois « ont montré que la suppression était sans dangers, « au point de vue physiologique. » Lardennois a fait expérimentalement des entéro-anastomoses et il a conclu de ses expériences que cette opération n'entraînait comme trouble physiologique que de la diarrhée. Nous avons donné plus haut la raison de pareil fait. Mais cela n'est pas toujours : « Giordano qui a préconisé l'iléo- « sigmoïdostomie dans le traitement de la colonectasie « et de la colite ulcéreuse ne mentionne pas la diarrhée « dans les suites opératoires. » En abouchant l'intestin grêle au début du colon iléo-pelvien, on évite la diarrhée.

2° C'est là une simple opération palliative, qui n'a pas ou a peu d'influence sur le cours normal de l'affection. Certes, nous ne voulons pas nier, que l'entéro-anastomose n'est qu'une opération palliative : mais l'intervention, en mettant au repos relatif les organes lésés et en créant une voie de dérivation au cours des matières, peut et doit avoir une influence réelle sur la marche et le développement des lésions. Expérimentalement, Senn a pu voir l'anse intermédiaire s'atrophier; en clinique, on a des résultats identiques. La chose est, d'ailleurs, fort possible : l'anse mise au repos relatif fatigue moins, est moins irritée par les matières et Conrath a pu dire avec raison « que l'action de la « laparotomie se combine à l'action de l'entéro- « anastomose, donnant des résultats, le plus souvent « durables. » L'entéro-anastomose est, d'ailleurs, l'intervention de choix dans les tuberculoses de l'intestin grêle, Patel l'a bien montré dans sa remarquable thèse. Lorsqu'il s'agit du cæcum, on peut l'employer dans les types ulcéreux ou entéro-péritonéaux.

Mais, cependant, l'entéro-anastomose permet encore aux matières de passer, sinon en totalité, du moins en partie, dans l'anse intermédiaire; c'est une simple voie de dérivation que l'on crée. Les lésions sont mises au repos relatif, mais non au repos absolu. Il nous sera donc permis, sans qu'on puisse nous contester cette préférence, de lui préférer une opération qui sera aussi rapide et aussi facile, qui, sans enlever les lésions, les mettra au repos absolu, les isolera du reste de l'intestin; cette opération est l'exclusion intestinale.

EXCLUSION INTESTINALE

Il nous faut choisir entre l'exclusion bilatérale et l'exclusion unilatérale.

Exclusion bilatérale. — **Nous rejetons, de prime** abord, avec tous les auteurs contemporains, l'exclusion avec occlusion totale. Il y a, en effet, danger, et danger grave, d'abandonner au milieu de l'abdomen une anse qui sécrète toujours, parce que toujours vascularisée, et qui peut être une source d'auto-intoxication. Les expériences de Salzer (Vienne 1892) sur des chiens, auxquels il pratiqua l'exclusion avec occlusion totale, et qui succombèrent, sont concluantes à ce sujet. Cependant, l'opération n'a pas été définitivement bannie du domaine chirurgical sans avoir rencontré quelques défenseurs. Von Baracz pratiqua avec succès l'exclusion totale pour un néoplasme, Obalinski dans un cas de tuberculose cæcale. Mais il y a le revers de la médaille ; chez un opéré de Fünke, après fermeture d'une fistule siégeant au niveau du cæcum, puis exclusion totale, éclatent au 3° jour des accidents fébriles qui ne cessent qu'avec la réouverture de la fistule. Wiesinger rapporte une observation où le colon entièrement exclu et fixé à la paroi se perfora spontanément à la 36° heure. En 1892, von Baracz lui-même abandonne définitivement cette intervention.

L'exclusion avec occlusion partielle a été bien souvent mise en pratique, dans les cas de tuberculose cæcale inextirpable ; elle a, d'ailleurs, donné des résultats satisfaisants. Elle présente, en effet, tous les avantages de l'entéro-anastomose : rapidité d'exécution, peu de schock opératoire ; elle a sur elle l'avantage incontestable de mettre la lésion, privée de communication avec le reste du tube digestif, au repos absolu. Elle n'offre pas les inconvénients de l'exclusion avec occlusion totale, puisqu'elle permet aux produits de sécrétion de l'anse exclue de s'écouler au dehors par la fistule simple ou double, que l'on a créée par l'abouchement à la peau de l'un ou des deux bouts de l'anse. Mais la création de cette fistule nous semble prêter le flanc à la critique. Il est irrationnel, en effet, de transformer une tuberculose fermée en une tuberculose ouverte, et de créer chez un sujet une infirmité fort désagréable et fort ennuyeuse. On a prétendu, il est vrai, que l'exclusion amenait l'atrophie complète ou quasi complète de l'anse malade. Cela est-il bien possible, alors que l'anse exclue reçoit encore des vaisseaux qui assurent la vitalité de ses éléments sécrétoires ? On peut songer à une extirpation secondaire faite par Obalinski et Wœlfler, lorsque l'état général sera relevé. Il est certain que le malade s'y soumettra de bon gré, sans objection aucune, en raison de son infirmité, mais les dangers de mort sont encore considérables. Pour toutes ces raisons, il nous semble logique de préférer à l'exclusion bilatérale avec occlusion partielle une opération aussi simple, qui présente, d'ailleurs, les mêmes avantages, sans prêter aux mêmes reproches ; cette opération que nous allons étudier un peu plus longuement est l'exclusion unilatérale.

Exclusion unilatérale. — Elle est à l'exclusion bilatérale ce que l'entéro-anastomose est à l'anus contre nature.

En 1888, Senn parle pour la première fois de l'exclusion unilatérale et pratique même l'opération.

En 1895, Reichel, combattant l'exclusion avec occlu-

sion totale, écrit : « Je verrai, comme un procédé plus
« rationnel que l'occlusion totale, d'implanter latéra-
« lement l'iléon dans le colon transverse et de ne fermer
« par invagination que le bout proximal du colon
« ascendant. La péristaltique, dirigée de l'endroit d'in-
« vagination vers le rectum, n'aurait sûrement pas
« permis la stase du contenu intestinal dans le cul-de-
« sac compris entre le point d'invagination et le point
« d'abouchement de l'iléon dans le colon transverse. »
C'est là donner le principe de l'exclusion unilatérale.

L'opération fut tentée pour la première fois en
France par M. le professeur Jaboulay dans un cas de
cancer, plus tard par MM. Jaboulay et Bérard dans un
cas de fistule tuberculeuse. Nous n'insisterons pas sur
ces données historiques pour passer tout de suite à la
discussion des faits.

On a reproché à l'exclusion unilatérale :

1° De permettre l'accumulation des matières dans le
segment supérieur ;

2° De créer chez le malade une diarrhée tenace et
incoercible, au cas d'abouchement iléal dans l'S iliaque ;

3° De favoriser les inoculations secondaires en laissant les produits tuberculeux s'écouler librement dans
l'intestin.

Essayons de répondre successivement à ces trois
objections :

1° Il est certain que, si l'abouchement iléal se fait
sur le colon ascendant, voire même sur le colon transverse, la pesanteur doit agir ; les matières lancées dans
un segment d'intestin peu contractile retombent dans
le cæcum et s'y accumulent. Cela est indiscutable. Mais,

on peut facilement éviter cet inconvénient en abouchant l'iléon dans l'S iliaque ; alors, le péristaltisme du
gros intestin n'est pas assez prononcé, et il s'agit d'une
portion du tube digestif trop fixée, pour que les matières
parcourent le colon dans son entier en sens inverse.
A ce moment, se pose la deuxième objection.

2° En empêchant le passage des matières dans la
plus grande partie du gros intestin, dans ce qui est,
nous l'avons vu, la chambre d'exhaustion de ces matières, vous allez, dit-on, faire naître chez le malade une
diarrhée tenace, incoercible et vous n'aurez évité l'accumulation des matières dans le segment supérieur
qu'en dotant le malade d'une infirmité, tout aussi insupportable qu'une fistule cutanée. Nous avons vu le même
reproche adressé à l'entéro-anastomose avec l'S iliaque ; nous avons vu, aussi, qu'en pareil cas la diarrhée
était loin d'être aussi fatale qu'on veut bien le dire ;
tout ce que nous avons dit alors, nous pourrions le
répéter maintenant. « Nous pouvons répondre, disent
« Patel et Bérard, par des faits personnels qui nous
« ont prouvé que cette complication ennuyeuse ne se
« produisait pas, si l'on avait le soin d'aboucher l'in
« testin grêle au début de la portion flottante de l'S
« iliaque. Les matières intestinales peuvent y séjour
« ner et laisser s'absorber leurs parties liquides. »

*Donc, pour obvier aux deux premières objections, nous
préconisons l'abouchement iléal dans l'S iliaque et, pour
préciser davantage dans la portion flottante de l'S iliaque.*

3° Reste la troisième objection ; c'est la plus sérieuse, celle qu'ont invoquée Terrier et Gosset, pour

rejeter l'exclusion unilatérale dans les cas de tuberculose cæcale. Par la porte laissée largement ouverte sur
le tube digestif, disent-ils, vont s'écouler tous les produits de sécrétion de l'anse malade; on expose de ce
fait l'intestin sous-jacent à une inoculation secondaire
certaine ; tandis que, dans l'exclusion bilatérale, le
foyer infectieux qui reste bien isolé, peut être traité
directement sans aucune crainte, la lésion est circons-
crite d'une façon définitive et certaine. L'objection est
très grave. En effet, on conçoit très bien que les produits tuberculeux qui s'écoulent de l'anse malade puis-
sent propager l'infection à l'intestin sous-jacent, même
sain, et, à plus forte raison, à un intestin affaibli, en
état de moindre résistance. Cependant, hâtons-nous
de le dire, cette propagation n'est pas fatale. Nous
avons vu, lorsqu'il s'est agi de l'entéro-anastomose,
qu'on rencontrait des cas d'amélioration après l'intervention et, cependant, l'entéro-anastomose laisse per-
sister la communication entre l'anse malade et la portion sous-jacente du tube digestif ; les produits tuberculeux continuent à passer par la porte laissée grande
ouverte et à cheminer librement dans le segment inférieur de l'intestin. Malgré cela, il y a des améliorations.
« Le contact seul des matières fécales étant supprimé,
« la tuberculose semble devenir moins virulente. Ici,
« comme pour de nombreuses tuberculoses, la mise au
« repos seule suffit à diminuer la virulence des agents
« infectieux, parfois à la faire disparaître. » Si cela est
pour l'entéro-anastomose, cela doit être, à plus forte raison, pour l'exclusion unilatérale, qui présente sur l'entéro-anastomose les avantages incontestés que nous avons

donnés plus haut. Il faut d'ailleurs, pour l'extension des lésions, une prédisposition spéciale du sujet que ne supprimera pas l'exclusion bilatérale.

En résumé, dans les cas où l'entérectomie, opération radicale, ne peut être tentée : faiblesse trop grande du sujet, et, surtout, forme ulcéreuse étendue ou entéro-péritonéale de la tuberculose cæcale, avec clivage impossible, nous préférons à la laparotomie simple, qui est insuffisante, et à l'entéro-anastomose, qui met les lésions à un repos simplement relatif, l'exclusion intestinale. Elle offre les avantages des opérations précédentes au point de vue de la rapidité de l'opération et de la diminution du schock opératoire ; de plus, elle met la lésion au repos absolu et la place dans des conditions meilleures pour la guérison.

Ceci posé, nous rejetons systématiquement, comme dangereuse, l'exclusion avec occlusion totale et nous préférons à l'exclusion bilatérale avec occlusion partielle, qui a le grave inconvénient de créer une fistule là où il n'y en a pas, l'exclusion unilatérale qui arrive à un résultat identique.

Fistules pyo-stercorales.

Nous venons de discuter le traitement chirurgical des tuberculoses fermées du cæcum ; voyons maintenant quelle devra être la conduite du chirurgien en présence d'une tuberculose fistulisée à la peau.

Entérectomie. — Elle n'est pas l'opération de choix. La fistule est l'aboutissant du type ulcéro-caséeux et l'entérectomie n'étant de mise dans ce type de tuberculose, il en sera de même dans le cas de fistule.

Puisque l'entérectomie doit être rejetée, à quelle opération allons-nous donner la préférence ?

L'entéro-anastomose ne nous paraît pas être indiquée. En effet, elle crée une simple voie de dérivation au cours des matières ; mais, l'anse malade n'est pas complètement isolée du reste de l'intestin, la fistule persiste et donne toujours.

L'exclusion bilatérale constitue déjà un progrès sur l'entéro-anastomose. La fistule stercorale est tarie, puisque toute communication avec le reste de l'intestin est supprimée. Mais, l'anse isolée sécrète toujours ; il est vrai que le gros intestin sécrète peu, mais, peu ou prou, il s'écoule toujours par la fistule un liquide séreux ou séro-purulent et s'il y a amélioration marquée, il ne peut y avoir guérison complète.

L'exclusion unilatérale est le procédé de choix. L'abouchement iléal, nous l'avons dit plus haut, doit toujours se faire au niveau de la portion flottante de l'S iliaque. Les produits sécrétés par l'anse exclue trouvent la voie largement ouverte devant eux, « le drainage est « plus parfait, la fistule ne reste là que comme une « soupape de sûreté ; la voie principale étant ouverte, « on conçoit qu'une voie accessoire, et non forcée, « finira par se fermer. » Donc, nous voyons que l'exclusion unilatérale peut amener la guérison complète de la fistule cutanée, priver le malade d'une infirmité toujours fort ennuyeuse ; elle est, répétons-le, l'opération de choix.

Nous venons d'étudier la valeur intrinsèque des opérations chirurgicales, radicales et palliatives, tentées par les chirurgiens dans les cas de tuberculose du cæcum; plaçons-nous maintenant au point de vue clinique et voyons, en un rapide tableau, en quels cas nous devrons préférer telle ou telle intervention, chez quels malades il faudra employer l'une ou l'autre.

Disons, tout d'abord, que, chez les malades affaiblis, minés par le mal, porteurs de lésions pulmonaires, chez les tuberculeux généraux, en un mot, on ne doit pas tenter l'opération. A quoi bon, en effet, vouloir guérir localement un malade dont l'organisme entier est atteint par le processus? La chirurgie ne peut rien, c'est à la médecine d'intervenir dans la mesure de ses moyens.

Le malade peut supporter une opération, il n'est pas affaibli, cachectisé, et le chirurgien a déjà pratiqué la laparotomie; voyons ce qu'il sera appelé à faire dans les divers cas qui peuvent se présenter :

1° La lésion, tumeur commençante ou ulcération limitée, n'occupe qu'une portion restreinte du calibre cæcal; de plus, elle paraît en voie de rétrocession, de guérison. Alors, mais alors seulement, l'opérateur sera en droit de se contenter de la laparotomie simple, qui donnera, pour ainsi dire, un coup de fouet au processus de guérison. Mais, au contraire, si le mal paraît en voie d'extension, la laparotomie seule ne peut suffire ; il faut intervenir d'une façon plus radicale, et l'opérateur devra préférer à l'entérectomie partielle, telle que l'a pratiquée Richelot, une intervention plus large, plus sûre, l'entérectomie totale.

2° La tumeur, et, c'est là la règle, occupe la totalité de l'organe. L'opérateur se trouve en présence d'un tuberculome hypertrophique pur, qui n'est point adhérent aux organes voisins ou aux plans profonds, qui se laisse parfaitement mobiliser et luxer au-dehors. Il ne doit pas hésiter : l'intervention radicale s'impose ; il doit faire l'entérectomie totale.

3° Des adhérences ont commencé à se former, mais le praticien a la sensation que ces adhérences sont facilement décollables, que le cæcum, sans être mobile, peut se mobiliser sans un long et pénible travail de clivage, sans risques de léser un organe voisin ; l'entérectomie est encore l'opération de choix. Il est certain qu'on laisse toujours, soit sur la séreuse, soit sur le reste du tube digestif, soit dans quelques ganglions régionaux, des points atteints par le processus tuberculeux. Mais, dans la tuberculose il n'est point nécessaire de dépasser les limites du mal ; en enlevant le foyer le plus actif, on place la lésion dans de meilleures conditions, on favorise sa guérison. Cependant, si la tumeur adhère au plan postérieur, l'hésitation est permise. Au sein des adhérences peuvent alors se trouver l'uretère et les vaisseaux iliaques, et on risque, en pratiquant le clivage, de blesser ces organes. Le chirurgien est seul juge de la situation. Il peut, selon les cas, se contenter d'une opération palliative, ou, s'il le juge possible, pratiquer après un clivage méthodique, l'ablation complète des organes lésés. Dans ce cas, une incison du péritoine sur le bord externe de la tumeur rendra le clivage beaucoup plus facile.

4° Les lésions sont très vastes, très étendues. Le processus tuberculeux envahit non seulement l'intestin, mais encore le péritoine et les ganglions mésentériques.

Le cæcum forme, pour ainsi dire, le centre d'une masse volumineuse, semée de tubercules, creusée de multiples abcès. Les rapports d'organe à organe sont changés, les adhérences nombreuses et solides. L'entérectomie n'est pas le procédé de choix : elle serait trop longue, trop délicate, le schock opératoire serait trop violent. Il vaut mieux avoir recours à une opération palliative. Dans ce cas, le praticien fera l'exclusion unilatérale, que nous préférons à l'entéro-anostomose parce qu'elle met les lésions au repos absolu, non au repos relatif, que nous préférons à l'exclusion bilatérale, parce qu'elle ne présente pas, comme cette dernière, l'inconvénient grave de transformer une tuberculose fermée, en une tuberculose ouverte, et de créer une fistule là où il n'y en a pas.

5° Dans les cas de tuberculose ouverte avec fistule pyostercorale, le chirurgien pratiquera l'exclusion unilatérale.

CHAPITRE V

OBSERVATIONS

Observation I

(Prise dans le service de M. le Professeur Jaboulay, communiqué à la Société des Sciences médicales de Lyon, le 28 octobre 1903.)

Tuberculose iléo-cæcale. — Rétrécissement du cæcum. — Résection iléo-cæcale.

Homme, 35 ans, sans aucun antécédent héréditaire ou personnel ; il se plaignait de douleurs de la région lombaire droite, depuis plus d'un an ; au début, il ne sut à quelle cause les rapporter, mais, peu à peu, les symptômes se précisèrent. C'était une sensation douloureuse, constante dans la partie inférieure de l'abdomen, avec des périodes d'exacerbation, survenant quelques heures après les repas. Le malade mangeait peu, vomissait parfois, souffrait le plus souvent ; il allait à la selle très irrégulièrement, son état général s'affaiblissait, il maigrissait beaucoup.

A son arrivée dans le service, c'était un homme pâle, très amaigri ; ses appareils viscéraux étaient en parfait état, sauf son tube digestif.

Les troubles fonctionnels étaient les mêmes que ceux qu'il accusait depuis quelques temps déjà ; les coliques intestinales semblaient plus violentes encore.

En l'examinant, on constatait un abdomen distendu modérément, et, dans la fosse iliaque droite, une tuméfaction dure, arrondie, mobile sur les plans superficiels, mobile aussi sur les plans profonds; tantôt elle siégeait sur la ligne médiane, tantôt au contraire elle occupait la fosse iliaque droite. Elle ne rappelait aucun organe par la forme extérieure.

Au moment des accès douloureux, elle subissait des variations caractéristiques; à ce moment, la partie inférieure de l'abdomen se dilatait, la tumeur se rejetait dans la fosse iliaque droite et semblait se recourber en avant, de sorte qu'elle venait se mettre en contact de la paroi abdominale antérieure. Après, la crise était caractérisée aussi par un violent péristaltisme intestinal et l'apparition de bruits intestinaux, en même temps que la douleur cessait et que la voussure abdominale disparaissait. Il s'agissait, à n'en pas douter, d'un obstacle au cours des matières intestinales, siégeant par conséquent, sur le tube digestif. Le siège exact était plus difficile à déterminer : la mobilité extrême de la tumeur pouvait faire supposer qu'il s'agissait de l'intestin grêle ; mais, le siège plus spécial dans la fosse iliaque droite, le rejet de la tumeur contre la paroi abdominale au moment de la distention, donnait l'impression d'un cæcum distendu par une injection forcée.

M. Jaboulay admit la nature tuberculeuse de la lésion et posa le diagnostic de tuberculose hypertrophique de la région iléo-cæcale, avec obstacle sur le cæcum.

La laparotomie fut pratiquée le 8 octobre, sur le bord externe du droit. On reconnut immédiatement qu'il s'agissait de la lésion dont on avait supposé l'existence. En raison de l'extrême mobilité de la tumeur, de son peu d'étendue et de l'état général du malade, M. Jaboulay fit l'ablation complète. Il ferma en bourse le colon descendant et fit une implantation termino-latérale du bout inférieur de l'intestin grêle, avec son bouton anastomotique. Suites opératoires parfaites : par une fistule laissée, s'écoule un peu de matières fécales.

pendant quatre jours et le malade guérit : il s'alimente beaucoup, ne souffre plus.

Examen de la pièce : Le point maximum siège sur le cæcum, la paroi à ce niveau, est épaisse, dure ; la séreuse péritonéale dépolie, le rétrécissement est bien marqué. Il s'agit, à n'en pas douter, bien que l'examen microscopique ne soit pas encore fait, de tuberculose hypertrophique. Les ganglions mésentériques appendus à la tumeur sont la signature de la lésion, ainsi que les granulations trouvées sur le reste du cæcum et à la fin du grêle. A noter l'intégrité complète de l'appendice.

A l'ouverture on trouve des vers intestinaux, du genre tricocéphale, en nombre considérable, fixés sur la muqueuse ; on peut se demander s'ils n'ont joué un rôle dans la production de cette tuberculose locale.

Observation II

(Recueillie dans le service de M. le professeur Jaboulay ; communiquée à la Société médicale de Lyon, le 14 décembre 1903. — Anatomie microscopique due à l'obligeance de M. le professeur agrégé Gayet.)

Tumeur du cæcum de nature probablement tuberculeuse. — Oblitération de la valvule iléo-cæcale. — Résection étendue iléo-cæcale (55 cent. d'intestin). — Guérison.

M. Patel présente les pièces d'une résection iléo-cæcale, pratiquée par M. le professeur Jaboulay, il y a sept jours. La longueur d'intestin mesure 55 centimètres dont 25 pour l'intestin grêle jusqu'à la valvule de Bauhin et 30 pour le gros intestin.

Il existe à l'intérieur du cæcum, s'implantant sur la lèvre supérieure de la valvule de Bauhin, une tumeur mamelonnée, irrégulière, en forme de chou-fleur, rappelant absolument l'aspect extérieur du carcinome. Cette tumeur a le volume d'un poing et vient se placer au devant de la valvule qu'elle obstruait presque complétement.

L'intestin grêle, au-dessus, était dilaté et très épaissi par une infiltration abondante sous-muqueuse et sous-péritonéale.

Le gros intestin était également épaissi et infiltré jusqu'à l'angle colique droit ; aucune lésion de la muqueuse. Le péritoine, l'appendice, sont sains ; aucun ganglion mésentérique.

Après cette résection étendue, l'intestin grêle fut implanté latéralement dans le gros intestin, celui-ci étant fermé en cæcum ; M. Jaboulay utilise le bouton anostomotique.

Cette tumeur était survenue depuis quatre mois chez un homme de 37 ans, à antécédents bacillaires nets ; depuis cette époque elle déterminait des accidents nets d'obstruction qui allaient en s'accusant chaque jour ; le malade maigrissait beaucoup.

Cette tumeur était très mobile, remontant facilement sous le foie et dépassant la ligne médiane à gauche. Cette mobilité extrême l'avait fait localiser sur l'intestin grêle.

Actuellement, six jours après l'opération, le malade se nourrit, reprend des forces; la guérison peut être considérée comme certaine.

Cette tumeur du cæcum, malgré son aspect néoplasique est vraiment tuberculeuse. On sait les confusions d'autrefois, qui consistaient à poser le diagnostic de cancer en face de tuberculose. Le malade, ayant eu une fistule anale de nature tuberculeuse, il y a quelques années, M. Jaboulay pensa à une affection cæcale de même nature, les tuberculeux devenant rarement cancéreux.

La tumeur a été coupée en microtome et colorée.

Les coupes ont porté en pleine tumeur. Malgré leur étendue, il est impossible de retrouver la disposition normale de l'intestin. On a sous les yeux, *à un petit grossissement*, une nappe de tissu réticulé, traversée, de loin en loin, par des travées fibreuses vivement colorées par l'éosine, travées, desquelles se détachent des trabécules qui se poursuivent dans le réticulum de la tumeur. *A un fort grossis-*

sement, la coupe ressemble absolument à celle d'un ganglion : réticulum délicat englobant dans ses lacunes une quantité de petites cellules rondes, de dimensions toutes semblables, dont le noyau est fortement coloré par l'hématéine et qui sont à peu près dépourvues de protoplasma. A la surface du réticulum quelques cellules plates allongées ou ramifiées. En somme, ces coupes permettent de faire le diagnostic de lymphadénome, si souvent porté autrefois, pour ces tumeurs du cæcum.

Heureusement, les ganglions qui accompagnent cette tumeur, viennent nous donner l'explication. Ces ganglions nous présentent, en effet, à la coupe, dans presque tous les follicules, des noyaux tuberculeux, avec en leur centre de magnifiques cellules géantes dont quelques-unes atteignent des dimensions énormes.

Il s'agit donc bien, à n'en pas douter, de tuberculose.

OBSERVATION III

Due à M. le professeur agrégé Bérard, communiquée à la
Société de Chirurgie de Lyon, le 21 avril 1904.)

Rétrécissement iléo-cæcal. — Obstruction chronique. — Anastomose
iléo-colique et résection secondaire du segment iléo-cæcal.

M..., 32 ans, homme d'équipe au chemin de fer, entre à l'Hôtel-Dieu, salle Saint-Sacerdos, le 15 mars 1904, pour des troubles gastro-intestinaux datant du mois de septembre dernier.

L'affection a débuté en pleine santé par des douleurs péri-ombilicales assez vives et par des vomissements et de la constipation qui durèrent plusieurs jours. Puis, le cours des matières se rétablit et le malade put reprendre son travail, mais en gardant toujours une sensation de pesanteur dans le bas-ventre et de ballonnement après le repas. De temps à autre, ces malaises subissaient une recrudescence brusque; la distension abdominale s'accentuait, en même temps que des anneaux semblaient se dérouler autour de l'ombilic; des bruits divers, borborygmes, gargouillements, se produisaient tandis que l'intestin se contractait davantage. Puis tout rentrait dans l'ordre et, après une ou deux selles obtenues au moyen de lavements ou de laxatifs, le malaise traversait une nouvelle période d'accalmie.

Depuis cinq mois, les vomissements n'ont plus reparu; mais la constipation s'est accentuée, alternant avec quelques flux diarrhéiques, dans lesquels se trouvèrent à plusieurs reprises des striations sanguines et même de véritables caillots mêlés de glaires.

L'appétit disparut de plus en plus, sans élection spéciale du dégoût pour la viande.

Traité d'abord pour une sténose pylorique, le malade suivit, plus tard, divers traitements médicaux qui restèrent sans effet.

Il est marié; il a deux enfants en bonne santé; lui-même n'accuse aucune maladie sérieuse antérieure. Il n'a aucun autre trouble viscéral; appareil respiratoire et urinaire en bon état. Je fus appelé à le voir dans le service de M. Jaboulay, que j'avais l'honneur de suppléer.

A l'examen, nous constatons une distension modérée de l'abdomen, surtout marquée au voisinage de l'ombilic. Au moment des crises douloureuses, des ondes péristaltiques très nettes se dessinaient à l'hypogastre, se dirigeant vers la fosse iliaque droite, où le malade accusait le maximum de souffrances, sans que la palpation révélât, cependant, à ce niveau, une masse distincte; des gargouillements et des bruits divers accompagnaient les contractions visibles de l'intestin. Le cæcum et le colon ne semblaient pas distendus; par contre, les anses grêles, accumulées dans l'hypogastre, rendaient à la percussion un son tympanique. Le toucher rectal montrait l'ampoule libre; mais, le Douglas était rempli en masse par des anses intestinales. Rien à la prostate.

Cet ensemble de signes : douleurs coliquatives, péristaltisme apparent, constipation, sans beaucoup de nausées ni de vomissements, distension péri et sous-ombilicale, nous firent admettre une obstruction intestinale chronique, par obstacle siégeant sans doute dans la paroi, le segment intestinal intéressé devant être au voisinage du cæcum.

L'opération est pratiquée le 18 mars 1904. Anesthésie au Billroth.

Comme nous n'avions pas de certitude sur le siège de l'obstacle, la laparotomie médiane sous-ombilicale est préférée à l'incision iliaque droite. Le péritoine ouvert, une anse grêle énorme fait issue au dehors : d'un diamètre de douze à quinze centimètres, d'une épaisseur telle que les parois semblent en carton, elle est congestionnée, mais saine. La main droite va à la recherche du cæcum, mais ne peut arriver jusqu'à lui; il faut sortir hors de l'abdomen environ un mètre de cet intestin grêle très distendu et hypertrophié, pour sentir enfin, dans la fosse iliaque droite, une masse dure, faisant corps avec l'intestin, peu mobile sur les plans profonds. L'extirpation immédiate de cette masse semble hasardeuse; le malade étant opéré en pleine obstruction; nous décidons d'établir d'abord une anastomose iléo-colique entre la fin de l'iléon et l'S iliaque; quitte à tenter la cure radicale plus tard.

A grand'peine, et au prix d'efforts patients et prolongés, la plus grande portion de l'intestin éviscéré est rentrée dans l'abdomen, grâce à l'artifice de la compresse. On ne laisse au dehors que les segments du grêle et de l'S iliaque, sur lesquels portera l'anastomose. Un bouton du type Jaboulay est placé; mais, lorsqu'on veut le serrer, les parois de l'iléon, épaisses et très œdématiées s'écrasent. Il faut assurer la coaptation des deux anses par un surjet séro-séreux total. Suture de la paroi à trois plans.

Bien que cette intervention ait duré près d'une heure, les suites en sont simples ; pendant deux jours les injections de sérum permettent de laisser le malade à la diète. Le troisième jour il rend des gaz et va à la selle le quatrième jour à l'aide d'un lavement.

Les douleurs persistent quelques temps encore; mais, le

huitième jour seulement il se plaint de coliques analogues à celles d'autrefois ; il a un seul vomissement bilieux, qui ne se reproduit pas.

Peu à peu, l'état général s'améliore. Au bout d'un mois, nous jugions l'opéré assez résistant pour supporter la cure radicale de sa tumeur que l'on perçoit maintenant à travers sa paroi abdominable.

Le 16 avril, anesthésie au Billroth, incision iliaque droite. Nous tombons de suite sur la terminaison de l'iléon encore très notablement distendu. Au niveau de la valvule de Bauhin un noyau très dur infiltre le cæcum, qui est d'autre part libre d'adhérences.

L'iléon est sectionné à huit ou dix centimètres environ du cæcum, entre deux ligatures, qu'il faut remplacer par des pinces à mors élastiques, car le fil glisse sur la paroi œdematiée. Le bout proximal est fermé à trois plans de sutures. Puis le cæcum est très facilement libéré du tissu cellulaire qui l'entoure ; une deuxième pince posée sur le colon ascendant très mince et aplati, permet la section et la suture de la tranche également à trois plans. L'hémostase du mésentère n'offre pas de difficultés particulières, bien qu'il soit infiltré par quelques ganglions mous.

Le segment iléo-colique extirpé a environ vingt centimètres de long. Deux mètres de gaze blanche assurent l'hémostase de la loge cæcale ; le reste de la plaie est réuni.

Les suites immédiates ont été excellentes. Le malade est allé à la selle deux jours après, il n'a pas montré de réaction péritonéale. Guérison.

OBSERVATION IV

(Due à l'obligeance de M. le professeur agrégé Bérard.)

Tuberculose cæcale à forme entéro-péritonéale. — Laparotomie. Guérison.

P... M..., âgée de 10 ans, entrée à l'hôpital, salle Sainte-Renée, le 11 septembre 1903.

Parents bien portants; un frère âgé de huit ans, en bonne santé.

L'enfant a marché à 15 mois ; bronchite il y a 2 mois ; depuis, elle tousse constamment et se plaint du ventre, surtout après les repas ; les crises de coliques s'accompagnaient d'un peu de ballonnement.

A l'entrée, l'examen révèle dans la loge iliaque droite, l'existence de masses assez volumineuses, un peu mobiles sur les plans profonds. La douleur à la pression est peu marquée ; l'enfant a pris, à plusieurs reprises, pendant deux ou trois jours des crises douloureuses, qui ont fait penser à des coliques appendiculaires. Pas de péristaltisme bien net autour de l'ombilic.

15 septembre. — *Opération.* — L'examen sous anesthésie confirme les données obtenues avant le sommeil et permet de conclure à une tuberculose probable iléo-cæcale avec chaîne ganglionnaire mésentérique.

On constate à la palpation, à travers la paroi relâchée, la même masse indurée, volumineuse, remplissant la fosse iliaque droite et remontant, en avant de la colonne lombaire. On trouve de même une sonorité plus marquée de la moitié droite du bas ventre, et des ondes péristaltiques assez rares, mais pourtant nettes.

Température le soir 37° 7, le matin 37° 3.

Incision oblique à hauteur de l'épine iliaque antéro-supérieure. A l'ouverture du péritoine, on tombe sur un cæcum congestionné, dont la paroi antérieure est assez souple, mais dont la moitié postérieure semble infiltrée de tuberculose et plaquée contre le péritoine iliaque.

En-dedans du cæcum, on suit une chaîne ganglionnaire énorme dont les ganglions comme une noix infiltrent le mésentère. On sectionne une bride épiploïque qui passe en avant de la terminaison de l'iléon ; comme celle-ci ne paraît pas indurée ou distendue, que le passage des matières se fait encore, que d'autre part, l'état général de la malade n'est pas satisfaisant, il paraît inutile de pratiquer une intervention plus large. Sans doute, comme dans tous les cas que nous avons déjà opérés, cette mise à l'air suffira à faire régresser la tuberculose. Suture.

Alerte grave pendant l'anesthésie.

Suites simples. Pas de température, réunion par première intention. Fils enlevés au 8e jour. La petite fille quitte le service 15 jours après, avec une masse encore persistante, mais plus restreinte dans la fosse iliaque. Elle a eu encore quelques coliques les premiers jours et on a dû provoquer des selles par des lavements.

Elle a été revue régulièrement tous les trois mois depuis l'opération.

Après une période excellente où elle avait engraissé énormément, elle a présenté, en mai 1904, une poussée légère de congestion du sommet du poumon gauche, pour laquelle elle fut soignée par M. le Dr Belous. A ce moment, la masse cæcale, à peine perceptible en février, avait augmenté à nouveau de volume avec quelques coliques. Repos à la campagne, cure d'air, suralimentation (œufs surtout). L'amélioration se poursuit dès lors sans nouveaux incidents. Les dernières nouvelles, 15 mars, sont excellentes de tous points.

OBSERVATION V

(Due à l'obligeance de M. le professeur agrégé Bérard.)

Tuberculose iléo-cæcale à forme entéro-péritonéale. — Laparotomie simple. — Guérison.

C. J..., âgé de 12 ans, entre à l'hôpital, salle Saint-Augustin, le mardi 25 mai 1904.

Père et mère bien portants. Deux frères et deux sœurs en bonne santé. Deux sœurs mortes peu après leur naissance.

Personnellement, il a eu la rougeole; ordinairement il se porte très bien.

Depuis trois semaines, environ, il souffrait un peu du ventre; mais n'avait pas de coliques et n'était pas constipé.

Jeudi dernier, il y a cinq jours, l'enfant éprouva quelques douleurs abdominales, qui s'installèrent sans début brusque, et augmentèrent peu à peu d'intensité.

Sans localisations précises, au début; ces douleurs se fixèrent définitivement du côté droit de l'abdomen. On donna, à ce moment et les jours suivants, des lavements: les douleurs persistèrent.

La température aurait été de 38°. Jamais il n'y eut de vomissements.

L'enfant est amené le mercredi suivant à l'hôpital.

A son entrée, les traits sont tirés, la langue est saburrale, rouge sur les bords. L'abdomen n'est pas ballonné. Souple du côté gauche et indolore, il donne, à droite, une sensation de légère résistance, il est un peu douloureux à la pression, prudemment pratiquée; le maximum de la douleur est nettement au point de Mac Burney; il y a des gargouillements dans la fosse iliaque.

La région lombaire droite est douloureuse à la pression profonde.

La température est de 38°.

Le pouls est régulier à 102.

On ne trouve rien au toucher rectal.

On met une vessie de glace sur le ventre.

Le 26 mai, la température ne dépasse guère 37°, le pouls est assez bien frappé; mais, tantôt on trouve 96 à la minute, tantôt 120. Le faciès est péritonéal, les traits sont tirés, les yeux un peu rouges et anxieux; la langue est toujours saburrale.

Du côté de l'abdomen, le symptôme douleur a presque complétement disparu, l'abdomen est généralement souple. Du côté droit, la main, glissant légèrement du haut en bas, trouve, au-dessous du foie, une région souple, indolore; plus bas, à la hauteur de l'ombilic, une masse dure peu mobile, irrégulière, surmontée çà et là de petites masses arrondies et irrégulières ; en dessous de ce gâteau, la fosse iliaque souple et indolore ne donnait plus de gargouillement.

En présence de la dissociation de la température et du pouls, de l'irrégularité de ce dernier et du faciès du malade, on décide l'intervention immédiate.

Intervention. — Anesthésie au Billroth, sans incidents.

Laparotomie latérale. — A l'ouverture du péritoine et après exploration de l'abdomen, on ne constate aucune trace d'abcès. Le cæcum, l'appendice et la partie terminale de l'iléon, sur une étendue de 5 centimètres environ, sont réunis en une seule masse par quelques adhérences très friables, qui n'enlèvent pas à ces différents organes leur forme normale et permettent de les repérer facilement. Toutes ces parties du tube intestinal sont épaissies, très dures et ont perdu tout à fait la consistance habituelle du tube intestinal. A la partie postérieure, au niveau de l'abouchement iléo-cæcal, on constate une masse ganglionnaire non encore suppurée, mais en voie de caséification ; il s'agit à n'en pas douter de lésions tuberculeuses.

Devant l'étendue des lésions, on renonce à toute intervention radicale et l'on ferme la plaie par un seul plan de sutures, après avoir préservé les parties voisines de la cavité abdominale par un drainage à la Mikulicz.

Les jours suivants, la température monte vers 39°, et s'y maintient quelques jours. La langue est rôtie, le faciès est toujours mauvais.

Lundi 30 mai. — Pansement, on se contente de changer les pièces de gaze sans toucher aux mèches.

4 juin. — On sort les mèches, l'état général est meilleur ; plus de température.

La cicatrisation marche rapidement et l'état général s'améliore beaucoup et, le 3 juillet, l'enfant sort complètement guéri.

Le malade, dont l'état général était mauvais qui présentait des adénites multiples, a vu son état général s'améliorer par la suite. L'empâtement iliaque n'a pas disparu, mais a considérablement diminué. Le malade a été revu pour la dernière fois en janvier 1903.

Nous avons eu de ses nouvelles par lettre le 17 mars. Pour employer l'expression même dont s'est servi son père, il se porte aussi bien que possible et n'a pas ressenti de douleurs dans le ventre depuis son retour.

OBSERVATION VI

(Recueillie dans le service de M. le professeur Jaboulay, communiquée à la Société des Sciences médicales de Lyon, le 9 Février 1904.)

**Tuberculose limitée à la face postérieure du cæcum.
Laparotomie simple.**

M. Patel, chef de clinique chirurgicale, présente un malade qui a été laparotomisé par M. le professeur Jaboulay, pour une tuberculose du cæcum, limitée à la face postérieure de l'organe.

C'est un homme, âgé de 53 ans, qui a eu, il y a dix-huit ans, une pleurésie tuberculeuse qui, actuellement, a disparu complètement. Il venait à l'hôpital pour des accidents remontant à trois semaines environ ; il paraît avoir une sorte d'obstruction intestinale avec réaction péritonéale (coliques violentes, douleurs à droite, quelques vomissements, peu ou pas de température). Ces accidents se sont calmés au bout de quelques jours, en même temps qu'apparaissait une tuméfaction diffuse dans la fosse iliaque droite.

Les troubles fonctionnels, accusés par le malade, sont assez restreints ; ils se bornent à quelques digestions pénibles, un peu de diarrhée. Il y a des débris de membranes dans les matières ; pas de sang.

La tuméfaction de la fosse iliaque droite est allongée suivant le sens de l'arcade de Fallope ; elle est irrégulière,

adhérente à la paroi abdominale postérieure. Des gargouillements se produisent à la surface. Pas de clapotage en amont,
pas de signes de sténose.

L'épididyme gauche présente au niveau de sa queue une
induration suspecte.

Le 25 janvier 1901, M. Jaboulay pratique une laparotomie
suivant le bord externe du grand droit ; on découvre une
tuméfaction qui siège en arrière du cæcum ; l'appendice est
sain, les parois intestinales sont souples. Il n'y a ni granulations, ni indurations sur l'intestin grêle ; quelques ganglions
dans le mésentère, surtout au voisinage de la lésion. Il s'agit,
à n'en pas douter, d'une infiltration d'origine tuberculeuse,
d'autant plus que le cæcum, à sa partie postérieure, est
couvert de granulations. Comme il n'y a aucun signe de
sténose, aucune lésion intestinale, M. Jaboulay se borne à la
simple laparotomie.

Les crises douloureuses ont cessé depuis l'opération, la
tuméfaction disparue et, dans ce cas, la laparotomie semble
avoir eu une heureuse influence sur une tuberculose du
cæcum, limitée et peut-être atténuée.

Observation VII

(Prise dans le service de clinique de M. le professeur
Jaboulay, due à l'obligeance de M. le professeur agrégé
Patel.)

**Tuberculose de la face postérieure du cæcum et de la fin de l'iléon.
Laparotomie exploratrice.**

J. H..., femme, 43 ans, vient pour une affection abdominale qui a débuté, il y a 12 jours. La malade a ressenti une
douleur très vive dans le côté droit, accompagnée immédiatement de météorisme abdominal et d'immobilité de la
paroi. Jamais il n'y a eu de vomissements, mais il y a de la
diarrhée.

Dès son entrée, la malade fut soumise à une diète rigoureuse, et, depuis, les phénomènes se sont amendés : le météorisme a considérablement diminué quatre jours après, et on peut constater, à la palpation, dans la fosse iliaque droite, l'existence d'une tuméfaction. Le ventre s'est assoupli.

Quelques jours après, la malade n'accuse pas de troubles fonctionnels notables. Comme au début, il n'y a pas de vomissements ; de plus, la diarrhée antérieure a disparu.

L'appareil digestif est bon.

Du côté des poumons on n'a rien.

Les appareils urinaire et génital sont sains.

A l'examen, on sent dans la fosse iliaque droite une tumeur dure, plaquée contre les plans profonds. Les plans superficiels sont facilement mobilisables sur la tumeur qui est très régulière, sans bosselures, douloureuse à la pression, bien limitée et du volume du poing.

Le reste du ventre est parfaitement souple. Il n'y a aucun signe d'obstruction.

Le toucher vaginal permet de sentir dans le cul de sac de Douglas des masses indurées, en chapelet, mobiles. Ces masses ne communiquent pas avec la tumeur précédente.

Le reste de l'examen est négatif.

La température signale 38°3 le matin.

29 août 1904. — Opération : Incision de Roux ; on remarque une vascularisation particulière de la paroi.

On entre dans le péritoine épaissi et on arrive sur une masse, formée par la région iléo-cæcale agglutinée, fortement adhérente au plan postérieur. On n'observe pas de granulations sur le péritoine, mais il y a des fausses membranes. Au niveau de l'angle iléo-cæcal on a la sensation d'une masse dure.

En raison de la fixité absolue de la tumeur au plan postérieur, et de l'absence de signes d'obstruction, même légers, on se borne à cette simple intervention, et on pratique la suture de l'abdomen, en laissant une mèche à la partie inférieure de la plaie.

1er septembre, on enlève la mèche, il s'écoule un peu de sérosité péritonéale. Il n'y a pas de température. Pas de réaction péritonéale.

5 septembre, réunion.

22 septembre, on constate à l'examen de la malade une disparition presque complète de la tumeur. La palpation ne permet pas de trouver d'empâtement, sauf à la partie supé-rieure de la cicatrice.

OBSERVATION VIII

(Prise dans le service de clinique de M. le Professeur Jaboulay, due à l'obligeance de M. le Professeur agrégé Patel.)

Tuberculose cœcale (éteinte). Anastomose iléo-colique.

D. M..., 21 ans, née à Ranchal (Rhône).

Mère bien portante; père mort d'une attaque; deux sœurs, l'une bien portante, l'autre morte de méningite.

Personnellement : rien dans l'enfance; une fièvre typhoïde à 11 ans, qui dure 40 jours. A partir de ce moment, elle a ressenti des coliques avec point douloureux maximum à droite, elle ressent les coliques d'abord, tous les mois; puis, il y a une rémission d'un an, la malade ne sent plus rien. Depuis quelques temps elles sont revenues et apparaissent tous les deux ou trois jours.

Pendant ces crises de coliques, le ventre augmente de volume à droite, et il est très douloureux, très dur. On n'a pas aperçu de péristaltisme, les crises douloureuses viennent surtout la nuit; mais, pas spécialement après le dîner. Il y a des vomissements pendant les coliques. Aucun bruit n'est perçu. Les crises cessent doucement, mais la grosse douleur, la douleur vive, exquise s'éteint d'une façon brusque.

La malade va à la selle, pas de diarrhée, un peu de constipation.

La dernière colique date de 15 jours.

L'état général est bon, la malade ne tousse pas.

Les règles sont irrégulières, mais il n'y a pas de rapports avec les coliques.

A l'examen, on a, dans la fosse iliaque droite, une tumeur dure, fixée dans la fosse iliaque droite un peu au dessus de l'arcade de Fallope. La malade a senti cette tumeur, il y a deux ans. Elle ne se déplace pas, il n'y a pas de clapotage autour.

Le reste de l'examen est négatif.

Le 15 septembre 1904, on assiste à une crise douloureuse typique, avec météorisme local et douleur intense. Le frôlement de la paroi est des plus douloureux.

Le 27 septembre, l'intervention est décidée. M. le Professeur Jaboulay fait une laparatomie sur le bord externe du droit. Il arrive sur une masse adhérente fixée par sa face externe à la paroi abdominale. Cette masse n'est pas mobile, elle est dure, scléreuse et paraît en voie de rétrocession. Devant ces faits, M. le Professeur Jaboulay décide une simple opération palliative et anastomose l'iléon avec le colon.

OBSERVATION IX

(Dr Gayet. Société de Chirurgie de Lyon, séance du 3 mai 1904.)

Entéro-anastomose, puis exclusion bilatérale et totale avec fistule préexistante du segment iléo-cæcal pour anus contre nature droit d'origine tuberculeuse.

Il s'agit d'une malade âgée d'une trentaine d'années. Elle était entrée à la clinique de M. le Professeur Ollier, pour un abcès froid fistuleux de la région lombaire paraissant provenir d'une ostéite de l'épine iliaque antéro supérieure. M. Ollier l'opéra une première fois, ne trouva pas de pus, mais des fongosités ; il réséqua quelques centimètres de l'épine iliaque ; il vit alors un point dénudé de l'os d'où partaient des trajets multiples dans tous les sens, plusieurs se dirigeant profondément vers la cavité abdominale.

Les suites furent d'abord très simples; mais, à quelques temps de là, en faisant le pansement on le trouva souillé de matières fécales. Les matières devinrent de plus en plus abondantes, parfois solides, parfois liquides, et incomplètement digérées. Au bout de trois mois, cet état ne faisait qu'empirer et le malade s'affaiblissait au point de ne plus pouvoir quitter le lit. M. Gayet, qui suppléait alors M. Ollier, se décida à intervenir.

L'opération fut faite par voie para-lombaire, c'est-à-dire qu'une incision fut menée du tiers externe de l'arcade jusqu'aux fausses côtes, obliquement en haut et en arrière; puis, le péritoine décollé jusqu'à la fistule, où l'on avait placé une sonde, et cette fistule disséquée et libérée, on s'aperçut alors, que, d'une part, l'orifice à bords déchiquetés de l'intestin était très large, trop large pour qu'on puisse l'obturer sans rétrécir d'une façon exagérée son calibre; d'autre part, que, dans ce même foyer, venait aboutir un autre orifice dont le siège exact était difficile à préciser : on sut plus tard qu'il siégeait sur la paroi d'une anse de l'intestin grêle. Il était impossible de songer à une réparation quelconque par cette voie mal commode; on sutura les bords de l'orifice intestinal à la peau et on renvoya la cure de l'anus contre nature à une autre séance opératoire.

L'état était, alors, le suivant : les matières s'écoulaient par les deux orifices tout aussi abondamment qu'auparavant; par l'orifice antérieur sortaient plus rarement des matières moulées, par le postérieur constamment des matières incomplètement digérées.

Deux mois après, fut pratiquée une nouvelle intervention par laparatomie.

Incision médiane.

A l'ouverture du péritoine, un peu de sérosité hématique.

Il fut difficile, d'abord, de reconnaître l'état des choses en raison d'adhérences molles, qui unissaient les anses intestinales. Il fallut pratiquer une nouvelle incision lombaire, perpendiculairement sur la précédente et coupant le muscle droit, ainsi qu'une véritable éviscération pour mettre à découvert les anses fistuleuses.

On reconnut que celles-ci n'étaient autres que le colon ascendant d'une part, puis une anse grêle, dont la distance au cæcum était difficile à évaluer, étant donné l'enchevêtrement de l'intestin, adhérent et enflammé à ce point. A l'aplatissement, à la pâleur d'une portion d'intestin allant du point d'adhérence lombaire dans la direction du cæcum, on reconnut le bout inférieur; le bout supérieur étant, au contraire, plus vascularisé, plus épais au toucher et d'un calibre supérieur. On rentra toutes les anses dans le ventre, ne gardant que ce bout supérieur qu'on aboucha dans le colon transverse par une entéro-anastomose latérale, par le procédé de la suture à double surjet. L'opération avait duré presque une heure et craignant le schock d'une trop longue intervention, on se décida à en rester là.

Les suites opératoires furent très simples; la température ne monta pas au-dessus de 37° et, en peu de jours, la malade fut rétablie; mais l'état local n'avait pas changé; les matières passaient toujours aussi abondantes par les ouvertures anormales. On fit alors l'essai d'obturer par des tampons vaselinés ces ouvertures. On obtint, ainsi, le passage de quelques matières par l'anus normal; mais la température s'éleva aussitôt, il y eut des phénomènes de rétention stercorale, qui obligèrent à supprimer le tamponnement.

Chaque fois qu'on recommença ces tentatives, le résultat fut le même. Elles avaient cependant permis d'acquérir la certitude que l'entéro-anastomose était en état de fonctionner. Il restait à forcer les matières à passer par cette voie.

Pour cela, troisième intervention, deux mois après la précédente. Incision suivant la première cicatrice, c'est-à-dire médiane, sur laquelle se branche une incision horizontale de 7 ou 8 centimètres, un peu au-dessus de l'ombilic, intéressant le muscle grand droit du côté droit. Pas d'ascite.

mais adhérences de l'épiploon au péritoine pariétal. La séparation de ces adhérences fut faite avec précaution et sans qu'on fût obligé de rien lier. On découvre, ainsi, les anses malades et l'entéro-anastomose.

On introduit, par l'anus contre nature, des sondes en gomme, dont l'une va dans l'intestin grêle, l'autre dans le colon.

Ayant ainsi reconnu la topographie exacte, on sectionne, entre deux ligatures, d'abord le colon transverse en amont de l'anastomose, puis l'anse grêle, en aval de cette anastomose. On suture en cul-de-sac les quatre bouts par un surjet séro-séreux. On laisse entre l'anastomose et le cul-de-sac de l'intestin grêle une ligature lâche, plissant simplement l'intestin pour diminuer la pression des matières en ce point. Les autres ligatures coprostatiques sont enlevées et le tout réduit dans l'abdomen.

Le ventre est refermé.

Les jours suivants, la température monte un peu (38°8 le lendemain soir). On en eut l'explication au premier pansement par la présence d'un petit abcès pariétal autour d'un des fils métalliques. Ce petit abcès n'eut d'autres inconvénients que de forcer à l'ablation de quelques autres fils et à attendre la réunion par seconde intention. Une petite fistulette a persisté à ce niveau, mais paraît aller vers la guérison spontanée.

Au point de vue du passage des matières, le résultat fut atteint. Le lendemain soir de l'opération, un petit lavement huileux ramenait déjà quelques parcelles de matières; peu à peu celles-ci reprirent leurs cours normal et le quatrième jour, la malade évacuait une selle parfaitement moulée.

Du côté de l'anus contre nature, il se fit d'abord une sécrétion assez abondante, fétide, qui se tarit graduellement. Actuellement, quatre mois après l'opération il sort par ces fistules quelques gouttes de liquide clair, inodore, ce qui oblige simplement la malade à porter à ce niveau un petit pansement.

L'état général s'est rapidement amélioré; la malade a pris trois kilos en quelques jours; elle est rentrée chez elle, où elle se livre à ses occupations ordinaires. Il n'y a aucune tendance à l'éventration.

Il semble bien que la cause première de tous ces accidents a été une tuberculose localisée de l'intestin ayant provoqué un travail d'adhérences et d'ulcérations des deux anses coli que et grêle, dans l'abcès tuberculeux préalablement ouvert.

L'opération faite est une exclusion des portions malades (1 m. 50 de tube digestif). Le résultat n'est évidemment pas parfait, puisque la fistule persiste, mais l'opérée est rendue à la vie commune et s'en déclare très satisfaite.

OBSERVATION X

(Delore et Patel. In *Revue de Chirurgie*.)

Tuberculose iléo-appendiculaire. Laparotomie. Fistule stercorale. Exclusion unilatérale de l'intestin; abouchement du segment inférieur de l'iléon dans l'S iliaque.

C. M..., âgée de 20 ans, entre à l'Hôtel-Dieu, salle Sainte-Anne, service de M. le Professeur Poncet, le 22 octobre 1900.

Dans ses antécédents héréditaires on relève que ses parents sont bien portants; un frère en bonne santé; pas de tuberculose dans la famille.

Personnellement, la malade n'a jamais eu d'affections graves; elle dit qu'elle s'enrhume assez souvent, l'hiver principalement; elle n'a jamais eu d'affections pulmonaires sérieuses, jamais d'hémoptysies.

Réglée à l'âge de 14 ans, très régulièrement.

La malade a été opérée au mois de mai 1900 par M. le Professeur Poncet pour des accidents appendiculaires, à allure chronique; depuis six mois, elle se plaignait de sa fosse iliaque droite; elle avait des crises douloureuses, assez fréquentes, avec vomissements répétés, selles rares; elle maigrissait beaucoup; elle ne toussait pas; l'appétit était beaucoup diminué; le traitement médical avait complètement échoué. M. le Professeur Poncet diagnostiqua une typhlo-appendicite chronique, avec réserves pour la tuberculose. Il pratiqua une laparotomie iliaque droite et rencontra des lésions tuberculeuses localisées à la partie inférieure de l'iléon, à l'appendice et à une partie du cæcum; aucune résection ne fut pratiquée, la plaie fut suturée et drainée avec des mèches de gaze iodoformée.

La malade quitta l'hôpital trente jours après son opération; la plaie n'était pas complètement fermée; ce n'est qu'après un mois de séjour à la campagne que le trajet fistuleux s'oblitère complètement (début de juillet 1900).

Vers la fin du mois de juillet, après une marche pénible, au dire de la malade, son ventre se ballonna; il était douloureux, tendu; il y eut des vomissements alimentaires puis bilieux fréquents et abondants; pendant trois jours les selles furent supprimées.

Elle prit, alors, une purgation, dont elle ne peut indiquer la nature; quoiqu'il en soit, c'est aussitôt après son absorption, trois jours après le début des accidents douloureux, que la plaie s'ouvrit; il s'écoula du pus avec force, comme un jet d'eau, dit-elle; elle revint à l'hôpital; on constata un écoulement uniquement purulent, peu abondant; la malade prit des bains et suivit un traitement général; il n'y eut pas d'amélioration.

C'est le 20 septembre, que, pour la première fois, la malade remarqua un pépin de raisin dans le pus qui s'écoulait de la fistule; puis, presque aussitôt des matières fécales liquides apparurent au niveau de la plaie. C'est alors qu'elle rentra à l'hôpital. L'écoulement des matières traversait régulièrement un rouleau de coton par jour; il y avait un mélange de pus, de fongosités et de matières; la quantité de l'écoulement variait avec le mode alimentaire. De temps en temps, il existe un ralentissement marqué dans l'écoulement

des matières ; le ventre se ballonne ; les selles sont supprimées ; il y a, à ce moment, des vomissements alimentaires
et bilieux.

L'état général est bon ; cependant, la malade s'amaigrit et
s'affecte beaucoup de son infirmité.

A l'examen de la malade, on constate au milieu de l'ancienne incision de la laparatomie, un petit orifice de la lar-
geur d'une tête de grosse épingle ; les bords sont livides, dé-
collés, avec des bourgeons de mauvais aspect. A la palpation,
on sent un empâtement manifeste de la fosse iliaque droite,
mais pas de collection bien limitée. Le reste de l'abdomen
est souple ; un peu de tympanisme à gauche. Pendant les
accès d'occlusion, on voit le ventre se ballonner, des anses
distendues serpenter sous la paroi ; pas de bruits musicaux ;
la colique cesse avec expulsion des matières fécales liquides,
abondantes par la fistule et par le rectum. Jamais il n'y a
eu du sang dans les selles.

Pas de signes pulmonaires, aucun autre symptôme de localisation tuberculeuse ; pas d'albumine ; pas de température.

La plaie est cautérisée régulièrement au nitrate d'argent ;
la malade est mise au repos, son régime est surveillé. Pas
d'amélioration.

Devant la persistance des symptômes et le désir de la malade d'être débarassée de son infirmité, M. le Professeur
Poncet décide une intervention et se rattache à une exclusion
unilatérale de l'intestin avec abouchement de la partie inférieure de l'iléon dans l'S iliaque.

Opération, le 20 novembre 1900, pratiquée par M. Delore.
Anesthésie à l'éther. Laparatomie sous-ombilicale médiane.

Après ouverture du péritoine, la portion terminale de
l'iléon est recherchée ; elle se présente presque aussitôt ; de
légers mouvements de traction montrent qu'elle est fixée à
une masse néoplasique, qui n'est aperçue qu'en partie ; elle
englobe l'iléon ; il existe à la partie terminale un rétrécissement de l'intestin, serré et bien dû à une lésion ayant envahi les parois après la muqueuse, car le segment sus-jacent

est hypertrophié, résistant au toucher, vascularisé. Il n'y a pas d'ulcérations ou de tubercules, sur le péritoine.

L'intestin grêle est sectionné, mais *en plein tissu sain* ; on laisse entièrement de côté la masse tuberculeuse, séparée du péritoine par des adhérences qui la limitent complètement.

Le segment terminal (celui qui regarde le cæcum) est fermé par un surjet en bourse ; puis enfin, par des points séro-séreux passant au dessus du surjet.

Quant à l'autre segment, celui qui est en aval, on place la branche mâle du bouton de Jaboulay, qui s'applique exactement, dans ce cas, comme s'il s'agissait du bouton de Murphy-Villard, la coprostase est faite facilement par la simple couture de l'intestin.

L'S iliaque est alors recherché ; après avoir choisi le point qui se prêtait le mieux à l'anastomose, le gros intestin est ponctionné avec le bistouri en dehors des franges épiploïques et de la couche longitudinale musculaire ; la branche femelle du bouton de Jaboulay est appliquée comme pour une gastroentérostomie, il n'y a aucun besoin de sutures. Les deux portions du bouton sont alors engrenées.

Fermeture de la paroi abdominale.

On fait un pansement en ayant soin de séparer par une feuille de gutta, fixée au collodion les deux plaies abdominales.

Les suites furent très simples, il n'y eut pas de température ; la malade fut tenue à la diète hydrique pendant huit jours.

29 novembre. Pansement, la plaie cœcale a donné peu de pus. La plaie de la laparotomie médiane est en bon état. Les fils sont enlevés.

2 décembre. Purgatif avec 30 grammes d'huile de ricin. Selles abondantes, le bouton anastomotique est rejeté.

28 décembre. La suppuration cœcale est presque nulle ; la plaie abdominale est entièrement cicatrisée. La malade se lève ; son alimentation est semblable à celle de toutes les autres malades ; aucun trouble digestif ; pas de diarrhée ; les matières sont dures.

10 janvier 1901. La malade est présentée à la Société des Sciences Médicales.

Elle quitte l'hôpital le lendemain, sa fistule ne suppure presque pas et la terminaison est prochaine.

OBSERVATION XI

(Communiquée par MM. les professeurs Jaboulay et Bérard à la Société de Chirurgie de Lyon. Séance du 3 mai 1900.)

Exclusion unilatérale avec fistule préexistante pour tuberculose fistuleuse. — Anastomose de l'iléon avec la fin du colon descendant. — Amélioration.

Dans une exclusion pour tuberculose du cæcum fistuleux, avec abcès et larges adhérences, pratiquée récemment avec M. Jaboulay, celui-ci ne fit pas l'abouchement de l'intestin grêle sur le colon transverse, mais il anastomosa latéralement un point de l'iléon, distant environ de vingt centimètres du cæcum avec la fin du colon descendant. L'anastomose fut faite au bouton. Puis, M. Jaboulay sectionna l'intestin grêle à dix centimètres au-dessous de l'anastomose et oblitéra les deux branches de section ainsi obtenues au moyen d'un double plan de sutures (Lembert à points séparés). On ne se préoccupa pas de fermer le gros intestin entre le cæcum malade et la branche latérale du colon descendant et, pourtant, jamais il n'y eut de reflux de matières par la fistule du cæcum exclu.

Dès le surlendemain de l'opération, le malade qui, depuis des semaines, rendait la presque totalité de ses matières par la fistule cæcale, vit celles-ci reprendre leurs cours normal.

Le bouton fut rendu au onzième jour, il y a de cela près de trois mois et toujours depuis ce moment le fonctionnement de l'anastomose fut parfait, sans coliques, avec selles exclusivement par l'anus. Les selles sont moulées, non diarrhéiques, bien qu'on eut certainement, ainsi, supprimé une longueur de 1 m. 30 à 1 m. 50 du circuit total des matières,

L'éloignement de l'anastomose latérale, par rapport aux lésions tuberculeuses qui avaient nécessité l'exclusion du cœcum, est en outre une garantie contre la propagation possible des lésions bacillaires jusqu'à cet abouchement.

Donc, en temps que moyen de dérivation des matières, une telle pratique eut un résultat parfait. Quant à son action sur les lésions du cœcum lui-même, par la mise au repos et par la protection de l'organe contre les infections fécales, elle fut moins nette; un suintement purulent assez abondant a persisté, et le gâteau induré perçu par le palper de la fosse iliaque droite n'a pas notablement diminué de volume.

On fit une exclusion opératoire de la portion malade de l'intestin : les matières ne passent plus par la fistule, mais il persiste un écoulement assez abondant qui provient des sécrétions de l'intestin du malade.

CONCLUSIONS

I. — Au point de vue anatomo-pathologique, nous distinguons trois types de tuberculose cæcale :

Type ulcéreux, banal et vulgaire, souvent secondaire.

Type entéro-péritonéal, avec participation au processus de l'intestin, du mésentère et des ganglions mésentériques et, comme aboutissant habituel, la fistule pyostercorale.

Type hypertrophique, le plus intéressant. Habituellement primitif. Peut envahir les côlons, n'envahit l'iléon, dans la majorité des cas, que s'il y a des ulcérations de la muqueuse. Il y a une tumeur constituée par une enveloppe scléro-lipomateuse et une hypertrophie de toutes les tuniques du cæcum, surtout de la sous-muqueuse et de la sous-séreuse. Microscopiquement, ce type est le résultat d'une lutte entre éléments inflammatoires et éléments tuberculeux, dans les tuniques riches en tissu lymphoïde.

II. — Les symptômes varient avec les trois types. Le diagnostic est surtout intéressant dans les cas de tuberculose hypertrophique :

a) *Type ulcéreux :* Symptômes fonctionnels et généraux dominent. L'évolution est rapide.

b) *Type entéro-péritonéal :* Mêmes symptômes fonc-

7 cm

tionnels et généraux. De plus, signes physiques : empâtement diffus, sans contours nets dans la fosse iliaque droite avec alternances de zones résistantes et de zones quasi-fluctuantes. Évolution à peu près fatale.

c) *Type hypertrophique ;* Pas ou peu de symptômes généraux. Des symptômes fonctionnels (douleurs, diarrhée). Des signes physiques importants : tumeur dans la fosse iliaque droite, bien limitée, à contours nets et de consistance égale en tous points.

Pour le diagnostic deux questions :

Y a-t-il tumeur cæcale ? Il faut éliminer le cancer de l'estomac, les tumeurs de la vésicule biliaire, le rein en ptose, l'adénite précæcale, etc...

La tumeur est-elle tuberculeuse ? Le diagnostic est délicat surtout avec le cancer, parfois même il est cliniquement impossible.

III. — Les opérations, tentées jusqu'à aujourd'hui, sont radicales ou palliatives :

a) *Radicales :* Ce seront *l'entérectomie partielle* dans les cas où tumeur ou ulcérations sont très limitées : cela est l'exception ; *l'entérectomie totale* dans les cas où la lésion envahit tout l'organe, cela est la règle.

b) *Palliatives :* Ce seront la *laparotomie simple*, qui expose les lésions à l'air et à la lumière, *l'entéro-anastomose* qui crée une voie de dérivation au cours des matières, *l'exclusion intestinale*, unilatérale ou bilatérale qui sépare les parties lésées du reste de l'intestin.

IV. — Quelle est la valeur de ces opérations ? Quand doit-on les employer ?

a) L'entérectomie est l'opération de choix, surtout dans la tuberculose hypertrophique. Quand la tuberculose est bien limitée au cæcum, que l'organe est mobile ou mobilisable, que l'état général du sujet est bon, on doit toujours l'employer.

b) Quand l'entérectomie est impossible (faiblesse trop grande du sujet, lésions trop étendues, adhérences), *on doit préférer à la laparotomie*, insuffisante, *à l'entéro-anastomose*, simple voie de dérivation, *l'exclusion intestinale*, qui met les lésions au repos complet.

c) Ceci posé, nous rejetons systématiquement, comme dangereuse, *l'exclusion avec occlusion totale et nous préférons à l'exclusion avec occlusion partielle*, qui crée une fistule là où il n'y en a pas, *l'exclusion unilatérale* qui, sans cet inconvénient, arrive au même résultat.

d) Dans le cas de fistule pyo-stercorale, nous préconisons encore *l'exclusion unilatérale* qui, seule, peut amener, parfois, la guérison.

BIBLIOGRAPHIE

AUSCHER. — Bulletin Soc. anat. Paris, nov. 1895.

AUNÈS. — Recherches et considérations sur la typhlite et l'appendicite tuberculeuse. (Th. de Bordeaux, 1895.)

APERT. — Presse médicale, 14 déc. 1898.

ALGLAVE. — Étude sur le traitement chirurgical de la tuberculose du segment iléo-cœcal de l'intestin, 1904.

BOUILLY. — Congrès français de chirurgie, 1889.

BLAND-SUTTON. — Brit. medic. Journal, 1891.

BROCA. — Bulletin de la Soc. anat. Paris, déc. 1891.

BILLROTH. — Archiv. f. klin. Chir. Berlin, 1892.

BOUILLY. — Bulletin de la Soc. de chir. Paris, 2 mars 1892.

BROCA. — Bulletin de la Soc. anat., 4 mars 1892.

LE BAYON. — De la typhlite tuberculeuse chronique. (Th. de Paris, 1892.)

BENOIT. — Tuberculose locale de la région iléo-cœcale. (Th. de Paris, 1893.)

BECK. — Annals of Surgery, 1894.

BAILLET. — De la résection du segment iléo cœcal de l'intestin. (Th. de Paris, 1894.)

BARACZ (Von). — Wien. klin. Woch., 1894.

BARROW. — Lancet London, t. I, p. 1411.

BILLON. — Th. de Lyon.

BENOIT. — Gazette des hôpitaux, avril 1898.

BEZANÇON et LAPOINTE. — Presse médicale, 18 mai 1898.

BERNAY. — Sténoses tuberculeuses de l'intestin grêle. (Th. de Lyon, 1899.)

BÉNARD. — Société de chir. de Lyon, 3 mai 1900. — *Id.* 21 avril 1904.

CZERNY. — Centralblatt f. Chir., 1889.

CZERNY. — Beitrage f. klin. Chir., 1890. — *Id.* 1892.

COQUET. — De la variété chirurgicale des tumeurs cæcales tuberculeuses. (Th. de Paris, 1894.)

COURTILLIER (L.). — Bulletin de la Soc. anat., 12 juin 1896.

CAREL. — Résection de l'anse iléo-cæcale. (Th. de Paris, 1897.)

CHAVANNAZ et CARRIÈRE. — Bulletin de la Soc. d'anat. et de physiol. de Bordeaux, mai 1897

CATHELIN. — Presse médicale, juillet 1898.

CLAUDE. — Bulletin de la Soc. de biol., déc. 1898.

COSNATH. — Beitrage f. klin. Chir., 1898.

CAUSSADE et CHARRIER. — Archives générales de médecine, avril 1899.

CORNIL. — Académie de médecine, 1904.

COLLEN. — Journal of the american med. scienc., mars 1904, p. 431.

CHAPUT. —

DUGUET. — Bulletin de la Soc. anat. de Paris, février 1890.

DELORE et PATEL. — Revue de chirurgie, 1901.

DRUCBERT. — Th. de Lille, 1901.

DIEULAFOY. — Cliniques médicales. (Semaine médicale, 8 oct. 1902.)

EWALD. — Deutsch Zeits. f. Chir., 1901.

ESTOR. — Revue générale. Montpellier, 1892.

FRANCK. — Wiener klin. Woch., 1892.

FÜSKE. — Prager méd. Woch., n°ᵉ 32 et 33, 1895.

GIRODE. — Contribution à l'étude de l'intestin des tuberculeux. (Th. de Paris, 1888.)

GUINARD. — Traité de chirurgie Le Dentu et Delbet, t. VIII, 1898.

GÉRARD-MARCHAND et DEMOULIN. — Bulletin de la Soc. de chir., juin 1899.

GAYET. — Société de chirurgie de Lyon, 5 mai 1900.

GÉRARD-MARCHAND. — Chirurgie du gros intestin, 1902.

Hartmann et Pilliet. — Bulletin de la Soc. anat. de Paris, juillet 1891.

Hochenegg. — Wien. klin. Woch., n° 27, 1892.

Herbert W. Page. — The Lancet, 7 juillet 1897.

Hugel. — Arch. f. klin. Chir., 1898.

Itié. — De la tuberculose intestinale à forme hypertrophique. (Th. de Montpellier, 1898.)

Julliard. — Revue médicale de la Suisse romande, 1897.

Jaboulay. — Société des sciences médicales, 1903-1904.

Koenig. — Deuts. Zeits. f. Chir. 1892.

Kœrte. — Mercredi médical, déc. 1894.

Kœrte. — Deuts. Zeits. f. Chir., vol. 40, 1895.

Lyon. — Gazette des hôpitaux, nov. 1891.

Lavisé. — Annales de la Société belge de chirurgie, 1898.

Lange. — Étude clinique sur l'exclusion de l'intestin. Paris, 1903.

Marchand. — Bulletin Soc. de chir., 16 mars 1892.

Madelung. — Archiv. f. Clin. chir., 1894.

Machard. — Th. Genève, 1898.

Nannoti. — Revista gen. et de clin. méd., 1892.

Nové-Josserand. — Société des sciences médicales, Lyon, avril 1896.

Nové-Josserand. — Société de chir. de Lyon, 5 mai 1900.

Obalinski. — Centralb. f. Chir., n° 49, 1894.

Obratzov. — Wien. klin. Woch., 1897

Oppenheim et Laubry. — Arch. générales de médecine. 1899.

Pilliet. — Bulletin de la Soc. anat. de Paris, nov. 1891.

Pennato. — Réforme médicale, 1898.

Peyrot. — XIVᵉ Congrès de chir., 1900.

Pollosson. — Société des sciences médicales, 1901.

Patel. — Th. Lyon, 1902-1903.

Roux. — Revue médicale de la Suisse romande, 1890 et 1891.

Reynier. — Bulletin de la Soc. de chir. de Paris, 2 mars 1892.

Reclus. — Bulletin de la Soc. de chir. de Paris, 15 juin 1892.

RICHELOT. — Bulletin de la Soc. de chir. de Paris, 23 mars 1892.

RECLUS. — Cliniques chirurgicales de la Pitié, 1894.

REICHEL. — Centralblatt f. chir., 1895, n° 2, p. 37.

ROSKOSCHNY. — Deuts. Zeits. f. Chir. Leipzig. 1901.

ROUX. — Société belge de chirurgie, 16 février 1901.

RECLUS. — Société de chirurgie, 1902.

RECLUS. — Bulletin médical, 1903.

ROUTIER. — Bulletin de la Soc. de chir., 2 déc. 1903.

SPILLMANN. — La tuberculisation du tube digestif. (Th. agrég., 1878.)

SUCHIER. — Berlin. klin. Woch., 1889.

SACHS. — Arch. f. klin. Chir., 1892.

SALZER. — Beitr. z. Chir. Festschrift, Billroth, 1892.

ZAHLMANN. — Hospitalstidende, n° 36, Copenhague, 1892.

STEINTHAL. — Korresp. d. Wurt. arzt. Landewereins, n° 5, 1896.

SENN. — Traitement chirurgical de la tuberculose intestinale,
    Journal of the american medic. Association, 21 mai 1898. —
    Intestinal Surgery. Chicago, 1899.

SCHWARTZ. — XII° Congrès international des sciences médicales.
    Section de chirurgie générale, 1900.

TERRIER. — Bulletin de la Soc. de chir. de Paris, 17 février 1892.

TERRIER et GOSSET. — Revue de chirurgie, 1901.

TISSIER. — Bulletin de la Soc. anat., 5 janvier 1894.

TEDENAT. — XII° Congrès de chirurgie.

TUFFIER. — Revue de gyn., 1897. — Presse médicale, n° 15, 1900.

ULLMANN. — Wien. klin. Woch. 1896.

VON EISELSBERG. — Wien. klin. Woch., 1896.

VILLENEUVE. — Marseille médical, 1897.

VAUTRIN. — Congrès de chirurgie, Paris, 1899.

VERLIAC. — Revue de la tuberculose, 1904.

WIESINGER. — Munchner. Med. Woch., 1895.

WIELFLER. — Prazer Med. Woch., 1896.

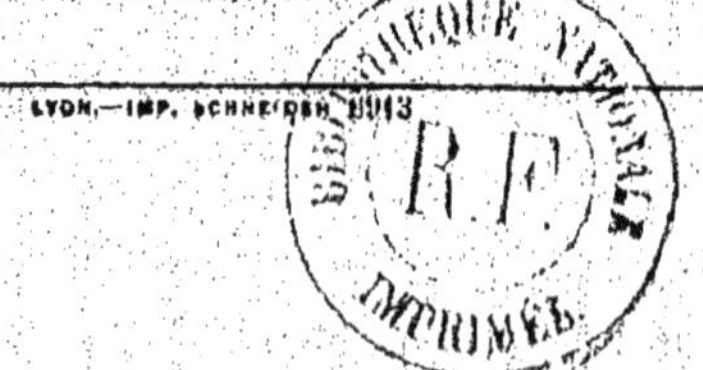

www.ingramcontent.com/pod-product-compliance
Ingram Content Group UK Ltd.
Pitfield, Milton Keynes, MK11 3LW, UK
UKHW022317070726
13614UKWH00002B/791